Onkologisches Kolloquium 2

Onkologisches Kolloquium 2

Die lokoregionale Tumortherapie

Möglichkeiten und Grenzen

herausgegeben von
S. Seeber, K. R. Aigner, E. Enghofer

Walter de Gruyter
Berlin · New York 1988

Herausgeber

Prof. Dr. S. Seeber
Städtisches Krankenhaus
Medizinische Klinik
Dhünnberg 60
D-5090 Leverkusen

Priv.-Doz. Dr. K. R. Aigner
Kreiskrankenhaus Trostberg
Chirurgische Abteilung
Siegerthöhe 1
D-8223 Trostberg

Dr. E. Enghofer
Schlagenhofener Weg 1a
D-8031 Hechendorf

CIP-Titelaufnahme der Deutschen Bibliothek

Die **lokoregionale Tumortherapie** : Möglichkeiten u. Grenzen /
hrsg. von S. Seeber ... – Berlin ; New York : de Gruyter, 1988
(Onkologisches Kolloquium ; 2)
ISBN 3-11-011525-5
NE: Seeber, Siegfried [Hrsg.]; Onkologisches Kolloquium: Onkologisches Kolloquium

Satz und Druck: Buch- und Offsetdruckerei Wagner GmbH, Nördlingen. – Bindung: Lüderitz & Bauer GmbH, Berlin. – Umschlagentwurf: Rudolf Hübler, Berlin.

Verzeichnis der erstgenannten Autoren

Priv.-Doz. Dr. K. R. Aigner
Kreiskrankenhaus Trostberg
Chirurgische Abteilung
Siegerthöhe 1
D–8223 Trostberg

Prof. Dr. D. S. Alberts
University of Arizona
Section of Hematology/Oncology
Arizona Health Science Center
Tucson, AZ 85724, U.S.A.

Dr. R. P. de Dycker
Frauenklinik
Marienhospital
Hospitalstr. 26
D–4300 Essen 12

Priv.-Doz. Dr. G. Ehninger
Medizinische Universitätsklinik
Otfried-Müller-Straße
D–7400 Tübingen 1

Dr. G. Gellhaar
Urologische Klinik
St. Franziskus-Hospital
Kiskerstr. 26
D–4800 Bielefeld

Dr. W. Hoffmann
Städtisches Krankenhaus
Zentrum für Innere Medizin
Medizinische Klinik III
Dhünnberg 60
D–5090 Leverkusen

Priv.-Doz. Dr. M. Kaufmann
Universitäts-Frauenklinik
Voßstr. 9
D–6900 Heidelberg

Dr. K. H. Link
Zentrum für Chirurgie
der Universität
Steinhövelstr. 9
D–7900 Ulm

Prof. Dr. B. Levin
Section of Gastrointestinal
Oncology and Digestive Diseases
M. D. Anderson Hospital
Houston, Texas, U.S.A.

Dr. T. Löffler
1340 Herr Lane
40222 Louisville
Kentucky, U.S.A.

Priv.-Doz. Dr. E. Musch
Medizinische Universitäts-Klinik
Siegmund-Freud-Str. 25
D–5300 Bonn 1

Priv.-Doz. Dr. F. A. Schalhorn
Medizinische Klinik III
Klinikum Großhadern
Marchioninistr. 15
D–8000 München 70

Prof. Dr. S. Seeber
Städtisches Krankenhaus
Medizinische Klinik
Dhünnberg 60
D–5090 Leverkusen

Dr. N. Zamboglou
Klinik für Strahlentherapie
Universität Düsseldorf
Moorenstr. 5
D–4000 Düsseldorf

Inhalt

Einleitung

Die Möglichkeiten und Grenzen der lokoregionalen Tumortherapie sind das Thema unseres heutigen Werkstattgesprächs. Zu einem Zeitpunkt, da man immer mehr an die Grenzen der systemischen Chemotherapie gestoßen ist oder stößt und immer mehr mit Resistenzproblemen konfrontiert wird, kann es eine sehr interessante Alternative sein, im Einzelfall eine regionale oder sogar intrakavitäre Chemotherapie anzuwenden, um mit hohen Zytostatikakonzentrationen noch Erfolge zu erzielen, die bei systemischer Therapie aus Toxizitätsgründen nicht mehr möglich wären.

Es ist sicher für alle von besonderem Interesse, vor diesem Hintergrund den derzeitigen Stand der regionalen und intrakavitären Chemotherapie kennenzulernen.

S. Seeber

I Methodische Grundlagen und Konzepte

Locoregional therapy: what are we learning about its limitations and future applications

B. Levin

Zusammenfassung

Weltweit wird der lokoregionalen Therapie von Tumoren mehr und mehr Aufmerksamkeit gewidmet. So gibt es inzwischen zahlreiche Studien zur intraperitonealen Gabe verschiedener Zytostatika wie Fluorouracil [5, 6], Methotrexat [7], Adriamycin [8], Cisplatin [9], Melphalan [10], Cytosin-Arabinosid [10], Bleomycin [3], Mitomycin [6], Mitoxantron [11] und Interferon [12] bei Tumorerkrankungen des Gastrointestinaltraktes bzw. gastrointestinalen Metastasen. Die Vorteile dieser Therapie liegen in der wesentlich höheren Zytostatikakonzentration (10^2–10^3fach) bei gleichzeitig geringeren Nebenwirkungen. In einer Vergleichsstudie [15] mit 5-Fluorouracil i.p. versus i.v. war unter i.p.-Therapie keine Dosisreduktion auf Grund von Nebenwirkungen notwendig, wohl aber unter i.v.-Therapie. Die Rezidivraten schienen geringer zu sein; Remissionsdauer und Überlebenszeit änderten sich jedoch nicht.

In den letzten Jahren gewann die Arteria-hepatica-Infusion für die regionale Chemotherapie von isolierten Lebermetastasen bei Kolonkarzinomen zunehmend an Bedeutung, einmal weil andere Therapiemöglichkeiten wenig erfolgreich waren, aber auch, weil große Fortschritte bei der Entwicklung implantierbarer Katheter- und Pumpsysteme gemacht wurden. Für die Arteria-hepatica-Infusion geeignet sind Substanzen mit hoher biliärer Ausscheidungsrate (80% und mehr) bei der ersten Leberpassage und damit geringeren systemischen Nebenwirkungen.

Theoretisch werden die therapeutischen Erfolge der regionalen Leberperfusion schon allein dadurch begrenzt, daß bei der Hälfte der Patienten neben den Lebermetastasen meist auch andere extrahepatische Metastasen vorliegen. Trotz der relativ hohen Ansprechraten von 29–80% [19, 24] wird die Überlebenszeit nicht verlängert. Zur Zeit laufen an einigen großen Zentren in den USA randomisierte, kontrollierte Studien mit Floxuridin, die vielleicht in Kürze die Frage beantworten können, ob die Arteria-hepatica-Infusionstherapie durch diese Substanz verbessert werden kann. Eindeutige therapeutische Vorteile und verlängerte Überlebenszeiten würden ihren Einsatz trotz der damit verbundenen hohen Kosten rechtfertigen.

Onkologisches Kolloquium 2

Während zur Zeit die verfügbaren Zytostatika und die verschiedenen Applikationsmethoden in Phase-III-Studien geprüft werden, sollten auch neue Therapieansätze mit biochemischen Modulatoren wie Leucovorin, Dipyramidol und biologischen Response-Modulatoren untersucht werden, wie dies teilweise schon geschieht [3, 31].

Introduction

Selective locoregional targeting of cancer therapy is under active study in a number of centers throughout the world. The aims are to increase the effectiveness of therapy while limiting toxicity by increasing local concentration of an anti-neoplastic agent with a substantially lower systemic exposure. Specific examples include intracavitary (intraperitoneal, intrapleural, intrameningeal, intrapericardial, intravesical), and intraarterial therapy. Pharmocologic agents may be incorporated into liposomes or mixed with microspheres to increase local tissue concentration or affect release of the particular pharmacologic agent.

Intraperitoneal Chemotherapy for Gastrointestinal Malignancies

The pharmacologic advantage for intraperitoneal chemotherapy is governed by its clearance of the drug from the peritoneal cavity relative to its clearance from the plasma [1]. Investigators at the N.C.J. (USA) have proposed guidelines for intraperitoneal chemotherapy [2]. Large volumes should be used to the extent tolerated to assure adequate distribution of the drug(s). They also proposed that the ideal drugs for administration were those that egressed slowly from the peritoneal cavity and which had a rapid systemic clearance.

Intraperitoneal chemotherapy would therefore result in an advantageous concentration difference between the intraperitoneal fluid and the systemic circulation. These investigators also suggested that this form of therapy would be most suitably directed at small tumor volumes (minimal residual disease) since the highest exposure of tumor to drug would occur at the tumor surface and would be limited by the depth of diffusion [3]. In cancers of the gastrointestinal tract, many tumors recur locally and might be more susceptible to a local form of therapy. Clearance of drug into the portal circulation would result in the delivery of drugs in high concentration to the liver which might control the growth of intrahepatic tumors which initially are dependent upon the portal circulation [4]. Metabolism of the drug(s) by the liver would result in lower systemic concentration and presumably less toxicity than if the same drugs were administered intravenously.

A variety of chemotherapeutic agents have been studied after intraperitoneal administration. These include 5-fluorouracil [5, 6], Methotrexate [7], Adriamycin [8], Cisplatin [9], Melphalan [10], Cytosine arabinoside [10], Bleomycin [3], Mitomycin-C [6], Mitoxantrone [11], Interferon [12]. Using a constant infusion of 5-FU (1 g/L) at 42 ml/hour for 5 days a 2 to 3 log greater concentration of the drug was maintained in the peritoneal cavity than in the systemic circulation [6].

The technical problems associated with intraperitoneal chemotherapy have been reviewed by a number of investigators [13, 14]. Drainage failure is seen with most systems in up to 45% of patients. Other complications include catheter related peritonitis (5–8%), skin infection, bowel perforation, postoperative leakage and ileus [13].

A randomized trial of intraperitoneal 5-FU compared to intravenous 5-FU in 36 patients at high risk for intraabdominal recurrence of large bowel cancer was conducted by Sugarbaker and colleagues [15]. Tenckhoff catheters were used and intraperitoneal 5-FU was administered in 2 L of fluid at the same dose as that given intravenously i.e., vis. 12 mg/kg for five consecutive days every month. Appropriate dose-escalations were used. The major manifestations of the i.p. route were abdominal discomfort, abdominal pain and fatigue. The predominant side-effects of i.v. administered 5-Fu were leukopenia, mucositis and fatigue. Interestingly, it was not necessary to reduce i.p. drug dosage while the pelvis was being irradiated but i.v. administration required significant dose reduction during radiation therapy. From this preliminary study, it appeared as if peritoneal recurrence was reduced but, unfortunately time to relapse and survival were not influenced.

It is conceivable that modulation of the intraperitoneal 5-FU by intravenously administered leucovorin would enhance the activity of this agent in the adjuvant therapy of gastric or colorectal cancer.

Liver Directed Therapy in Large Bowel Cancer

The liver is the most frequent site of metastasis in large bowel cancer. Approximately 25% of patients have hepatic metastases at the time of presentation and two thirds of patients will eventually develop them. Survival of patients with untreated metastatic colorectal cancer varies considerably depending on the amount of hepatic involvement and other factors. Durations of survival from one month to almost two years are recorded (Table 1) [16, 17].

It is imperative that the natural history of the patient with liver metastases be taken into consideration when the effectiveness of therapy is being assessed [16,

Table 1 Duration of survival of patients with untreated metastatic colorectal cancer depending on the amount of hepatic involvement and other factors

Author	Patients	Metastases	Mean Survival
Wood [16]	15	Solitary	16,9
	11	Localized	10,6
	87	Extensive	3,1
Pettavel [17]	12	Solitary	21,5
	15	Few	10,7
	26	Numerous	4,7
	30	Extensive	1,4

17]. Treatments for metastases have included surgical resection, hepatic arterial ligation or embolization, irradiation, immunotherapy and systemic chemotherapy with a wide variety of chemotherapeutic agents and more recently biological response modifiers such as IL-2 and the interferons. With the exception of a small minority of patients in whom surgical resection is feasible [18], no satisfactory method of treatment has been devised. Considerable attention had been focussed in recent years on hepatic arterial infusion chemotherapy. This has been due to the unsatisfactory results obtained with other therapies and in part due to the development of implantable intraarterial pumps and access ports [19]. The principle of hepatic arterial infusion chemotherapy is based on the fact that hepatic tumors (other than micrometastases) derive most of their blood supply from the hepatic artery whereas the normal liver receives most of its supply from the portal circulation. The drugs most suitable for arterial infusion have a high extraction rate (80+%) during first pass by the liver thus tending to diminish systemic side effects. The prerequisites for successful approach are shown in Table 2 [20].

Table 2 Prerequisites for successful hepatic chemotherapy (Modified from Ensminger and Gyves [20]

A. Correct Drug
   1. Appropriate degree of antitumor activity
   2. Dose-limiting toxicities should be extrahepatic
   3. Appropriate pharmacokinetic properties
      a) High total body clearance
      b) Extracted by liver
      c) Extrahepatic clearance also present

B. Access to tumor blood supply complete and reliable

C. Reliable methods of administration
   1. External pumps
   2. Implantable devices

Prolonged exposure by continuous infusion may enhance tumor cell kill because these agents are cell cycle active. Other drugs which have less favorable features such as mitomycin c and cisplatin and dichloromethotrexate, also have been employed [21, 22]. The advantage of regional perfusion is at least theoretically reduced by the suggestion that up to one half of patients with liver metastases already have extra-hepatic spread [23].

The implantable devices (Infusaid, Medtronic) are generally safe and reliable but are very expensive ($ 3.000–5.000 excluding the costs of hospitalization and surgical fees). Implantable vascular access devices [24] are less expensive but drug administration requires the use of an external pump which can be portable. In the United States the cost of rental of such a unit is rather high. In the use of any vascular access device, precise catheter placement is essential to deliver drug(s) to the entire tumorbearing liver. Preoperative angiography as well as the use of postimplantation radionuclide flow studies are required [21].

There are a lot of complications derived from hepatic arterial infusion chemotherapy (Table 3).

Table 3 Complications of hepatic arterial infusion chemotherapy

Hepatic arterial thrombosis
Gastro-duodenal mucosal injury
Cholecystitis
Chemical hepatitis
Fatty liver
Cirrhosis
Sclerosing cholangitis

Gastroduodenal mucosal injury is presumably a direct effect of the fluoro-pyrimidines and/or mitomycin c on the gastroduodenal mucosa. The ulcers are typically located on the lesser curvature of the stomach but can also be found in the antrum, pyloric channel and duodenum. Neither antacids, H_2-receptor antagonists nor a prostaglandin derivative are effective in preventing this injury [25, 26]. Treatment must be discontinued to effect healing.

The majority of patients develop a drug-induced, reversible increase in the serum transaminases or total bilirubin from hepatocellular damage that returns to normal when treatment is discontinued [27]. Severe biliary sclerosis (unrelated to tumor progression) may be demonstrated by cholangiography in patients who develop a persistent elevation of serum alkaline phosphatase. A detailed study of the hepatic abnormalities revealed a variety of changes including hepatocyte necrosis, steatosis, cholestasis, central vein sclerosis, and central vein lesions and micronodular cirrhosis similar to those induced by alcohol.

Reports in the medial literature have described response rates varying from 29% to 80% for hepatic arterial chemotherapy [19, 24]. In many instances, the criteria used were rather arbitrary and included reliance on CEA determinations. Unfortunately, improved survival has not paralleled the „increased" response rates generally being between 12–18 months. Carefully conducted randomized, controlled trials are under way at several major centers in the USA. These may provide answers in the near future concerning the benefits or lack thereof of intraarterial chemotherapy using floxuridine. Convincing evidence that such expensive therapy results in an improvement in the quality [28] and duration of survival of these patients would be justification for the use of such therapy as routine in the management of patients with colorectal cancer metastatic to the liver.

Future Prospects

While currently available drugs and methods are being critically assessed in phase III trials, novel approaches should be investigated. These may include „biochemical modulators" such as leucovorin and dipyramidole as well as a wide range of biological response modulators. Their application to regional therapy [29] is al-
patients would be justification for the use of such therapy as routine in the management of patients with colorectal cancer metastatic to the liver.

Literature

[1] Speyer, J. L.: The Rationale Behind Intraperitoneal Chemotherapy in Gastrointestinal Malignancies. Semin. Oncol. **12** [Suppl. 4] (1985) 23–28.

[2] Dedrick, R. L. et al.: Pharmacokinetic Rationale for Peritoneal Drug Administration in the Treatment of Ovarian Cancer. Cancer Treat. Rep. **62** (1978) 1–11.

[3] Speyer, J. L.: Intraperitoneal Chemotherapy: A Possible Role in the Treatment of Hepatic Metastases. In: J. C. Bottino, R. W. Opfell, R. M. Muggia (eds.): Liver Cancer, Ch. 12. M. Nijhoff, Boston 1985.

[4] Ackerman, N. B. et al.: The Blood Supply of Experimental Liver Metastases 1. The Distribution of Hepatic Artery and Portal Vein Blood to „Small" and „Large" Tumors. Surgery **66** (1969) 1067–1072.

[5] Speyer, J. L. et al.: Phase I and Pharmacologic Studies of Intraperitoneal 5-fluorouracil. Cancer Res. **40** (1980) 567–572.

[6] Gyves, J.: Pharmacology of Intraperitoneal Infusion 5-fluorouracil and Mitomycin C. Semin. Oncol. 12 [Suppl. 4] (1986) 29–32.

[7] Jones, R. B. et al.: High Volume Intraperitoneal Chemotherapy with Methotrexate in Patients with Cancer. Cancer Res. **41** (1981) 55–59.

[8] Howell, S. B. et al.: Intraperitoneal Cisplatin with Systemic Thiosulfate Protection. Ann. intern. Med. **77** (1982) 845–851.

[9] Markman, M. et al.: Combination Intraperitoneal Chemotherapy with Cisplatin, Cytarabine, and Doxorubicin for Refractory Ovarian Carcinoma and Other Malignancies Principally Confined to the Peritoneal Cavity. J. clin. Oncol. **2** (1984) 1321–1326.

[10] Markman, M.: Melphalan and Cytarabine Administered Intraperitoneally as Single Agents and Combination Intraperitoneal Chemotherapy with Cisplatin and Cytarabine. Semin. Oncol. **12** [Suppl. 4] (1985) 33–37.

[11] Alberts, D. S. et al.: In Vitro Evaluation of Anticancer Drugs against Ovarian Cancer at Concentrations Achievable by Intraperitoneal Administration. Semin. Oncol. **12** (1985) 38–42.

[12] Berek, J. S. et al.: Intraperitoneal Recombinant Alpha-Interferon for „Salvage" Immunotherapy in Persistent Ovarian Cancers. Cancer Treat. Rev. **12** [Suppl. B] (1985) 23–32.

[13] Piccart, M. J. et al.: Intraperitoneal Chemotherapy: Technical Experience at Five Institutions. Semin. Oncol. **12** (1985) 90–96.

[14] Jenkins, J.: Managing Intraperitoneal Chemotherapy: A Medical, Nursing, and Personal Challenge. Semin. Oncol. **12** (1985) 97–100.

[15] Sugarbaker, P. H. et al.: Prospective Randomized Trial of Intravenous Versus Intraperitoneal J-FU in Patients with Advanced and Primary Colon and Rectal Cancer. Semin. Oncol. **12** (1985) 101–111.

[16] Wood, C. B., C. N. Gillis, C. H. Blumgart: A Retrospective Study of the Natural History of Patients with Liver Metastases from Colorectal Cancer. Clin. Oncol. **2** (1978) 285–288.

[17] Pettavel, J., F. Morgenthaler: Protracted Arterial Chemotherapy of Liver Tumors: An Experience of 107 Cases Over a 12 Year Period. Prog. clin. Cancer **7** (1978) 217–233.

[18] Adson, M. A., J. A. van Heerden: Major Hepatic Resections for Metastatic Gastrointestinal Cancer. Ann. Surg. **191** (1980) 576–583.

[19] Stagg, R. J. et al.: Hepatic Arterial Chemotherapy for Colorectal Cancer Metastatic to the Liver. Ann. intern. Med. **100** (1984) 736–743.

[20] Ensminger, W., und Gyves, J.: Regional Cancer Chemotherapy. Cancer Treat. Rep. **68** (1984) 101–115.

[21] Shepard, K. V. et al.: Therapy of Metastatic Colorectal Cancer with Hepatic Artery Infusion Chemotherapy Using a Subcutaneous Implanted Pump. J. clin. Oncol. **3** (1985) 161–169.

[22] Balch, C. M. et al.: A Prospective Phase II Clinical Trial of Continuous FUDR Regional Chemotherapy for Colorectal Metastasis to the Liver Using a Totally Implantable Drug Infusion Pump. Ann. Surg. **198** (1983) 567–573.

[23] Gilbert, J. M. et al.: Sites of Recurrent Tumor after „Curative" Colorectal Surgery: Implications for Adjuvant Therapy. Brit. J. Surg. **71** (1984) 203–205.

[24] Clark, C. G.: Implantable Vascular Access Devices in the Treatment of Colorectal Liver Metastases. Brit. J. Surg. **73** (1986) 419–421.

[25] Faintuch, J. et al.: Gastroduodenal Mucosal Injury Secondary to Hepatic Arterial Chemotherapy with Floxuridine. (Unveröffentlichte Studie)

[26] Shepard, K. V. et al.: Hepatitis in Patients Receiving Intraarterial Chemotherapy for Metastatic Colorectal Carcinoma. Amer. J. clin. Oncol. **9** (1986) (im Druck).

[28] Sugarbaker, P. H. et al.: Quality of Life and Cost Effectiveness Issues in the Management of Patients with Hepatic Metastases from Colorectal Cancer. In: A. Mastromarino (eds.): Biology and Treatment of Colorectal Cancer Metastasis, pp. 83–100. M. Nijhoff, Boston 1984.

[29] Arbuck, S. G., F. Trave, H. O. Douglass: Phase I and Pharmacologic Studies of Intraperitoneal Leucovorin and 5-Fluorouracil in Patients with Advanced Cancers. J. clin. Oncol. **4** (1986) 1510–1517.

[30] Link, K. H. et al.: Prospective Correlative Chemosensitivity Testing in High Dose Intraarterial Chemotherapy for Liver Metastases. Cancer Res. **46** (1986) 4837–4840.

Chemosensitivitätstestung von Mitoxantron zur Eignung in der hochdosierten regionalen Kurzzeittherapie

K. H. Link

Einleitung

Die regionale Chemotherapie hat infolge verbesserter Applikationstechniken in den letzten Jahren eine Renaissance erfahren. Mittels verschiedener Methoden (intraarterielle Infusion, intrakavitäre Instillation, isolierte Perfusion) lassen sich, bedingt durch hohe Zytostatikaspiegel am Wirkort, höhere Remissionsraten erzielen [2] als bei systemischer Chemotherapie. Bei den jeweiligen Behandlungsverfahren und verschiedenen Tumortypen werden überwiegend diejenigen Zytostatika eingesetzt, die auch bei systemischer Therapie zur Anwendung kommen.

Unsere Arbeitsgruppe vertritt das Prinzip, über relativ kurze Zeit am Tumor (z. B. bei Lebermetastasen) durch intraarterielle Infusion möglichst hohe Wirkspiegel aufzubauen, um damit die zytotoxische Potenz des Zytostatikums im Hochdosisbereich auszuschöpfen [1]. Zur hochdosierten regionalen Chemotherapie eignen sich aus pharmakologischen Gründen nicht alle Substanzen. Zudem ist das Wirkungsprofil vieler Zytostatika im Hochdosisbereich nur unzureichend bekannt. Um die Qualifikation für unsere regionale Chemotherapie mit der tumorspezifischen Indikation zu überprüfen, testeten wir das Dosis-Wirkungsverhalten des Chemotherapeutikums in einem modifizierten Tumor-Zell-Kolonien-Test (TKT). Dieser ursprünglich von Hamburger und Salmon [2] beschriebene Test eignet sich dazu, in vitro mit geringem Aufwand für die Therapie geeignete Zytostatika zu identifizieren. Erste eigene Erfahrungen konnten die Relevanz des Testsystems für die Auswahl von Zytostatika zur regionalen Chemotherapie bestätigen [3].

In der vorliegenden Arbeit wird die Chemotoxizität von Mitoxantron gegenüber verschiedenen Tumortypen beschrieben und mit den Aktivitäten anderer regional chemotherapeutisch eingesetzter Substanzen verglichen.

Material und Methoden

Die Zytotoxizität der Testsubstanzen werden im TKT mit menschlichen Tumorbiopsien, überwiegend Metastasen, untersucht. Hierbei wird im Prinzip (ausführ-

Onkologisches Kolloquium 2

liche Methode siehe 3) das Wachstum von Tumorzellkolonien von behandelten Testzellen mit dem der unbehandelten Kontrolle verglichen, um die nach 60minütiger In-vitro-Inkubation induzierte Wachstumshemmung zu messen. Die operativ meist bei Anlage des intraarteriellen Implantofix®-Infusionskatheters gewonnene Tumorbiopsie wird umgehend im Zellkulturlabor mechanisch (Schere, Skalpell) von nekrotischem und normalem Gewebe befreit und in Tumorgewebsstücken von 1–2 mm Durchmesser zerkleinert. Als nächstes erfolgt die enzymatische Andauung über Nacht bei 4 °C mit Collagenase/DNase. Die so gewonnene Suspension wird filtriert, gewaschen, und nach Trypanblaufärbung auf 3×10^6 Tumorzellen/ml eingestellt. 0,5 ml dieser Suspension werden in 0,85 ml Medium (McCoy's 5A und 10% fetales Rinderserum) und 0,15 ml Zytostatikalösung bzw. Kontrollmedium über eine Stunde inkubiert. Gewählt wurden Zytostatikatestkonzentrationen zwischen 0,01 und 100 µg/ml, meist jedoch 1 und 10 µg/ml. Nach 2 Waschvorgängen wurden die Zellen auf 3 Kulturschalen in ein Weichagar-Zweischichten-Kultursystem ausgesät (5×10^5 vitale Tumorzellen pro Schale). Nach 4 bis 12 Wochen, je nach Proliferationskinetik des individuellen Tumors, wurden die ausgewachsenen Kolonien im umgekehrten Lichtmikroskop gezählt. Das Wachstum der Testansätze wurde schließlich in Prozent der unbehandelten Kontrolle errechnet. Bei einer Wachstumshemmung um 50% oder mehr wurde der Tumor gegenüber dem jeweiligen Zytostatikum als sensitiv (s) gewertet. War die Wachstumshemmung geringer als 50%, wurde der Tumor als in-vitro-resistent (r) angesehen. Die Testdaten wurden auf ein Dezimalkoordinatensystem als Dose-Response-Kurven aufgetragen.

Ergebnisse

In Abbildung 1 ist eine typische Hämotoxylin-Eosin-gefärbte Weichagarkolonie eines kolorektalen Karzinoms, gewachsen in unserem Testsystem, dargestellt.

Das Dosiswirkungsverhalten von Mitoxantron gegenüber 15 kolorektalen Lebermetastasen und 14 Tumorbiopsien anderer Histologien zeigen die Abbildung 2 und 3. Hier deutet sich an, daß bei den meisten Tumoren mit der Steigerung der Mitoxantron-Testkonzentration von 1 µg/ml auf 10 µg/ml eine signifikante Toxizitätserhöhung verbunden ist. Dieses Sensitivitätsverhalten ist bei kolorektalen Karzinomen deutlich ausgeprägt (Abb. 2). Jeweils ein Dünndarm-Karzinom, Karzinoid und hepatocholangiozelluläres Karzinom verblieben – trotz Testkonzentrationserhöhung – resistent (Nr. 3, 8, 10 in Abb. 2). Die Metastase eines äußerst schnell wachsenden malignen Schwannoms (Nr. 5 in Abb. 2) war hochsensitiv.

Klinisch können über intraarterielle Infusion, evtl. gekoppelt mit parallel laufender venöser Hämofiltration zur Detoxifikation, Mitoxantron-Serumkonzentrationen zwischen 1 und 10 µg/ml erreicht werden [4]. Die Effektivität des Mitoxan-

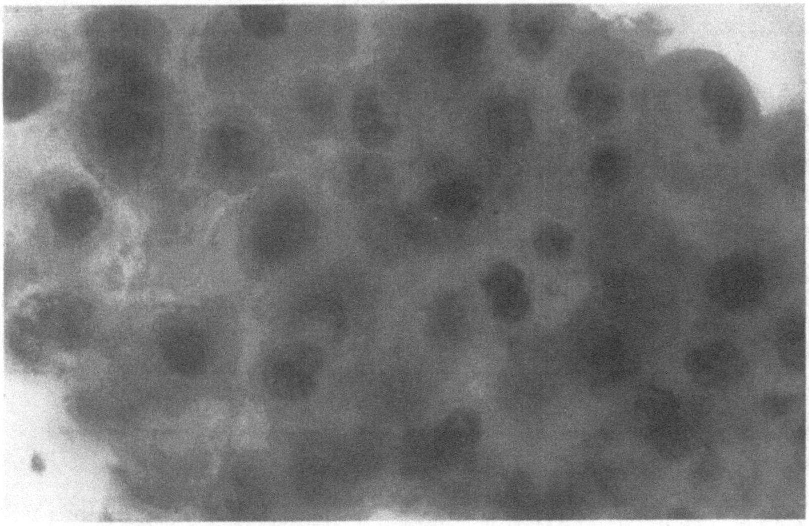

Abb. 1 Hämotoxylin-Eosin-gefärbte Weichagarkolonie eines kolorektalen Karzinoms

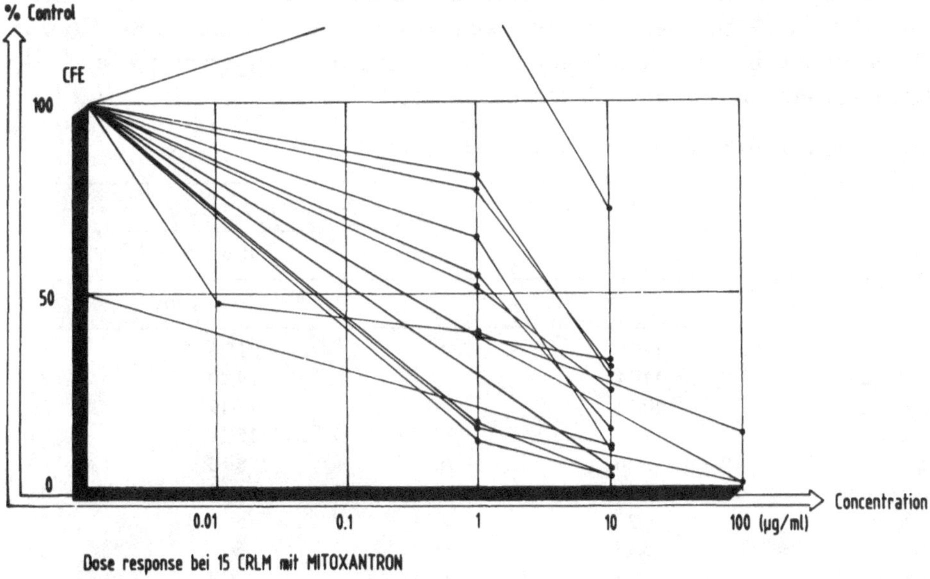

Abb. 2 Dosis-Wirkungsbeziehung der Mitoxantron-Toxizität bei 15 kolorektalen Lebermetastasen (CRLM)

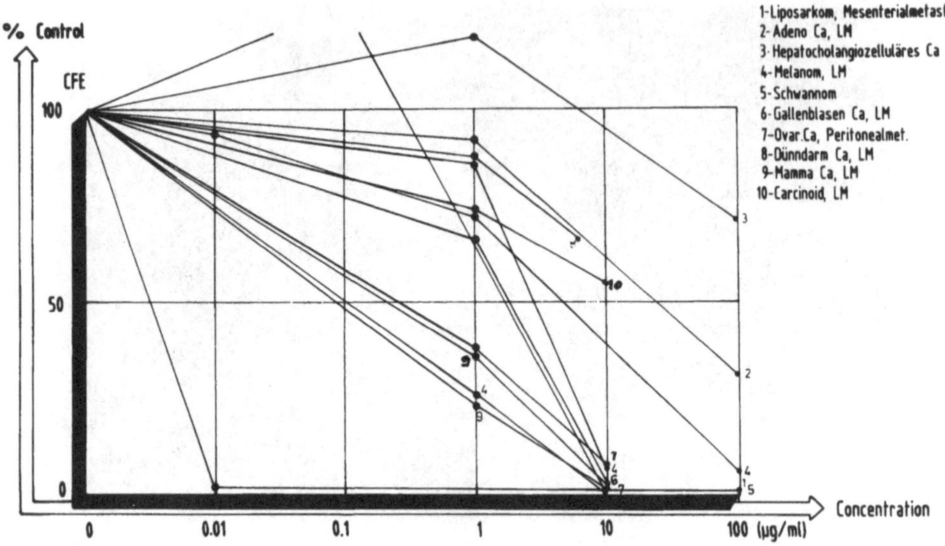

Dose response bei 14 Tumoren 10 verschiedener Histologien MITOXANTRON

Abb. 3 Dosis-Wirkungsbeziehung der Mitoxantron-Toxizität bei 14 Tumoren verschiedenen histologischen Ursprungs

trons im Vergleich zu anderen regional eingesetzten Chemotherapeutika im jeweils klinisch repräsentativen Konzentrationsbereich ist in Tabelle 1 vergleichend dargestellt.

Mitoxantron, Mitomycin C und Adriamycin zählten bei 1 µg/ml mit Sensitivitätsraten von 41 bis 48%, bzw. 81 bis 89%, zu den aktivsten Substanzen. Bei Konzentratioserhöhungen um das 10fache erhöhten sich die Ansprechraten auch der übrigen Testsubstanzen um mehr als das doppelte.

Tabelle 1 In-vitro-Toxizitätsvergleich verschiedener Zytostatika

	Konzentration			
Zytostatika	1 µg/ml		10 µg/ml	
	sensitiv/total	%	sensitiv/total	%
Novantron	14/29	48	21/26	81
Mitomycin C	14/34	41	24/29	83
Adriamycin	10/21	48	17/19	89
Cis-DDP	7/26	27	15/21	71
4-Epidoxorubicin	3/10	30	8/10	80
5-Fluorouracil*	2/10	20	3/ 7	43
Melphalan	6/12	50	5/ 9	56
Vindesin	3/13	23	6/12	50
Mafosfamid*	4/13	31	7/10	70

* Testkonzentration 10 µg/ml und 100 µg/ml

Erste klinische Ergebnisse stimmten mit dem In-vitro-Sensitivitätsverhalten überein. 5 von 6 in-vitro-sensitiven Tumoren erwiesen sich auf regionale Chemotherapie als sensitiv bzw. entwickelten unter adjuvanter Behandlung kein Rezidiv (ein Fall mit resezierten kolorektalen Lebermetastasen und eine Patientin mit Ovarialkarzinom-Peritonealkarzinose). Bei 2 Patienten sprach der Tumor, wie bereits in vitro festgestellt, auf die intraarterielle Chemotherapie nicht an.

Eindrucksvoll war der Verlauf bei einer Patientin mit Stauungsikterus bei Lebermetastasen eines Mammakarzinoms. Ihr klinisches Bild war trotz vorausgegangener systemischer Chemotherapie progredient. Wir legten operativ einen Implantofix®-Arteria-Hepatica-Katheter, resezierten Leberhilus-Lymphknoten-Metastasen und infundierten zunächst intraoperativ 15 mg Mitomycin C über eine sog. Tourniquet-Infusion sowie postoperativ zusätzlich 3 × 1000 mg 5-Fluorouracil. 4 Wochen später war der Ikterus von ursprünglich 18 mg/dl Gesamtbilirubin nicht abgeklungen. Danach wurden unserem In-vitro-Ergebnis entsprechend 20 mg Mitoxantron und zusätzlich 3 × 1000 mg 5-Fluorouracil infundiert über jeweils 60 Minuten an 4 aufeinanderfolgenden Tagen. Bereits 4 Wochen später war es zu einer deutlichen Besserung des klinischen Zustandes und der laborchemischen Werte gekommen und die Patientin konnte den nächsten Therapiezyklus erhalten. Nach weiteren 4 Wochen war das Bilirubin auf 3 mg/dl abgefallen (Normwert 0,2 bis 1,0 mg/dl). Auf Wunsch der Patientin erfolgte die weitere regionale Chemotherapie am Heimatkrankenhaus.

Diskussion

Die tumorspezifische Wirkung des neuen unter anderem interkalierenden Chemotherapeutikums Mitoxantron wurde in vielen In-vitro-/In-vivo-Studien bewiesen. Bei systemischer Chemotherapie des Mammakarzinoms hat sich Novantron® – gemessen an dem Wirkungs-/Nebenwirkungsgradienten – als mit Adriamycin, der bei diesem Tumortyp aktivsten Substanz, vergleichbar effektiv erwiesen [5].

Nach i.v.-Infusionen von 12 mg/m^2 über 30–35 Minuten traten Plasmaspitzenkonzentrationen von bis zu 0,6 µg/ml auf, allerdings bei sehr raschem initialem Konzentrationsabfall bedingt durch Plasmadistribution und Diffusion/Extraktion aus dem Plasma. Das Konzentrationszeitprodukt (area under the curve, AUC) lag in Beobachtungszeiträumen von 35–45 Stunden bei 0,3 µg × h/ml. In diesem Dosisbereich variierten die intratumoral gemessenen Konzentrationen erheblich, und die Response-Raten waren, sofern bestimmt, niedrig.

Bei intraperitonealer Instillation lag die AUC intraperitoneal bei 38,1 µg × h/ml und im Plasma bei 0,036 µg × h/ml [6]. Die systemischen Nebenwirkungen waren entsprechend niedrig. Klinisch liegt nach ersten Erfahrungen eine vergleichbar hohe Ansprechrate unter intraperitonealer Therapie vor [7].

Da die Zytotoxizität von Mitoxantron, verglichen z. B. mit Doxorubicin, von der Expositionszeit weniger abhängig ist und die Elimination großteils über die Galle erfolgt (hohe hepatische Extraktionsrate), sollte sich Mitoxantron aus pharmakokinetischer Sicht auch für die von uns propagierte intraarterielle Infusionstherapie von Lebermetastasen [1] eignen.

Wie unsere hier vorgelegten Chemosensitivitätstestungen zeigen, liegen die Sensitivitätsraten kolorektaler Metastasen und anderer Tumortypen in den für die regionale Chemotherapie repräsentativen Testkonzentrationsbereichen hoch und lassen sich mit Testkonzentrationserhöhung weiter steigern. Ähnliche In-vitro-Beobachtungen wurden von Alberts et al. nach In-vitro-Chemosensitivitätstestung von Ovarialkarzinommetastasen und anderen Tumoren berichtet [6, 7].

Die bei regionaler Chemotherapie anzustrebende Konzentration am Tumor sollte, unseren Chemosensitivitätsergebnissen entsprechend, bei einstündiger Behandlung mehr als 1 μg/ml betragen. Die sinnvolle Steigerung der Wirkkonzentration könnte entweder durch Erhöhung der verabreichten Dosis oder – bei konstanten arteriellem Blutfluß – durch Verkürzung der Infusionszeit bei gleichbleibender Dosierung erreicht werden. Unsere ersten klinischen Behandlungen haben ein gutes Ansprechen von Mammakarzinom und kolorektalen Lebermetastasen auf regionale Chemotherapie gezeigt. Alberts et al. konnten bei intraperitonealer Instillation ebenfalls über erste Remissionen bei systemisch vorbehandelten Patienten berichten [6, 7].

Das klinische Ansprechen auf regionale Chemotherapie ist in größeren Zahlen zu bestätigen und sollte den Ergebnissen bei systemischer Chemotherapie gegenübergestellt werden. Die Remissionen bei systemisch vorbehandelten Patienten sprechen eindeutig für einen Vorteil der regionalen Hochdosisbehandlung bei entsprechend gestellter überwiegend palliativer Indikation. Weitere grundlegende Untersuchungen sollen hinsichtlich der pharmakologischen Möglichkeiten der regionalen Chemotherapie abklären, inwieweit durch Variation von Konzentrationen und Expositionszeiten und -temperaturen eine Effektivitätssteigerung bei niedrig zu haltenden systemischen Nebenwirkungen zu erzielen ist. Zusätzlich wird Mitoxantron in das Panel unserer regional chemotherapeutisch aktiven Zytostatika aufgenommen, um die Substanz nach individueller Chemosensitivitätstestung gezielt einsetzen zu können.

Literatur

[1] Aigner, K. R. et al.: Intraarterielle Infusion, experimentelle und pharmakokinetische Grundlagen – Klinik. Onkol. **21** (1985) 84–107.

[2] Hamburger, A. W., S. E. Salmon: Primary Bioassay of Human Tumor Stem Cells. Science (Wash-DC) **197** (1977) 461–463.

[3] Link, K. H. et al.: Prospective Correlative Chemosensitivity Testing in High-Dose Intraarterial Chemotherapy for Liver-Metastases. Cancer Research **46** (1986) 4837–4840.

[4] Aigner, K. R. et al.: In dieser Publikation.

[5] Allegra, J. C. et al.: A Randomized Trial Comparing Mitoxantrone with Doxorubicin in Patients with Sage IV Breast Cancer. Invest. New Drugs **3** (1985) 153–161.

[6] Alberts, D. S. et al.: Pharmacology of Mitoxantrone: Mode of Action and Pharmacokinetics. Invest. New Drugs **3** (1985) 101–107.

[7] Alberts, D. S. et al.: In dieser Publikation.

II Pharmakokinetik

Intrakavitäre Therapie mit Mitoxantron: eine pharmakokinetische Auswertung

G. Ehninger, E. Günther, B. Proksch, E. Blöchl-Daum, H. Rainer, M. Aapro

Einleitung

Die intrakavitäre Tumortherapie erfolgt unter der Zielsetzung, lokal hohe tumorizide Medikamentenkonzentrationen zu erreichen und die systemischen Nebenwirkungen der Zytostatika zu reduzieren. Klinische Studien mit der intraperitonealen Gabe von 5-Fluorouracil, Methotrexat, Mitomycin C und Cisplatin wurden vorgelegt. Die intrathekale Therapie mit Methotrexat und Ara-C gehört zur klinischen Routine.

Die Wirksamkeit einer systemischen Therapie mit Mitoxantron, einem Anthrachinon-Derivat, wurde beim Mammakarzinom [1–4] sowie bei Lymphomen [5–7] und Leukämien [8–12] belegt. In der vorliegenden Untersuchung werden die pharmakokinetischen Ergebnisse einer Phase-I-Studie mit der intraperitonealen Verabreichung von Mitoxantron dargestellt. Zusätzlich wird über die Verwendung von Mitoxantron mit intrathekaler und intraperikardialer Gabe berichtet.

Material und Methoden

21 Patienten mit dokumentierter Peritonealkarzinose wurden in eine Phase-I-Studie aufgenommen. Bei 14 Patienten wurden in insgesamt 28 Therapiezyklen pharmakokinetische Untersuchungen vorgenommen. Mitoxantron wurde in einer Dosis von 10–40 mg/m^2 in 2 Litern Ringerlösung verdünnt über einen Port-A-Cath®-Katheter oder über einen transkutan eingeführten Pigtail-Cordis®-Katheter verabreicht. Eine gleichmäßige Verteilung von injizierten Lösungen wurde röntgenologisch mit Angiographin® dokumentiert.

3 Patienten mit therapierefraktärer Meningeosis erhielten Mitoxantron in einer Dosis von 1–2 mg gelöst in 10 ml 0,9% NaCl intrathekal oder über eine Liquordrainage.

Onkologisches Kolloquium 2

Bei einem Patienten mit einem Knochenmark- und Perikardrezidiv einer akuten myeloischen Leukämie wurden 2 mg Mitoxantron in 10 ml 0,9% NaCl in die Perikardhöhle über eine liegende Perikarddrainage instilliert.

Pharmakokinetische Untersuchungen

Bei Patienten mit intraperitonealer Therapie wurde Blut vor der Behandlung und 1, 2, 4, 8 und 24 Stunden nach Infusionsende in heparinisierten Röhrchen abgenommen. Jeweils zum gleichen Zeitpunkt wurden Aszitesproben oder Peritonealflüssigkeit abgenommen. Die Blutproben wurden zentrifugiert und das Material bei −80 °C bis zur Analyse eingefroren.

24-Stunden-Urin wurde während des Aufenthaltes gesammelt. Patienten mit intrathekaler Mitoxantron-Gabe wurden nach Aufklärung und Erteilung der Einwilligung mehrfach lumbal oder über die Liquordrainage punktiert. Blutproben wurden gleichzeitig abgenommen.

Die Mitoxantron-Bestimmung erfolgte mit einer hochdruckchromatographischen Methode [13]. Die pharmakokinetischen Parameter wurden mit Hilfe des TOP-FIT-Programms errechnet [14, 15].

Ergebnisse

Peritonealflüssigkeit, Plasma und/oder Urin wurden bei 14 Patienten in 28 Therapiezyklen untersucht (Abb. 1). Die pharmakokinetischen Ergebnisse sind in Tabelle 1 zusammengestellt. Die Spitzenkonzentrationen in der Peritonealflüssigkeit 1 Stunde nach Mitoxantron-Instillation variierten von 304 ng/ml bis 56.800 ng/ml.

Tabelle 1 Pharmakokinetische Parameter bei intraperitonealer Mitoxantron-Gabe
pf = Peritonealflüssigkeit, p = Plasma, HWZ = Halbwertszeit

	AUC (pf) ng × h/ml	AUC (p) ng × h/ml	AUC-ratio (pf/p)	Conc-(max)-ratio (pf/p)	HWZ h	Clear. ml/min	Leerwert ng/ml	Kum. Urinausscheidung (%) 0–24 h	0–48 h
n	27	24	23	26	18	18	23	18	4
Min.	220	6	2,6	4,5	0,6	2	0,0	0,02	0,05
Max.	139 569	833	15 692,8	12 909,1	28,9	9 617	88,0	1,76	1,71
Mittel	33 675	305	1 108,5	586,3	13,1	680		0,42	0,63
SD	38 761	260	3 479,6	2 468,2	8,9	2 205		0,51	0,74

Die mittlere peritoneale Clearance lag bei 679 ml/min und resultierte in einer mittleren Halbwertszeit von 13,1 Stunden in der Peritonealhöhle. Die maximalen Plasmakonzentrationen wurden gewöhnlich 1–4 Stunden nach Applikation beobachtet und lagen zwischen 1 ng/ml und 488 ng/ml. Die mittlere Urinausscheidung bei 12 Patienten (18 Zyklen) innerhalb von 4 Stunden betrug 0,42% ± 0,51% der verabreichenden Dosis. Das Verhältnis AUC Peritonealflüssigkeit zu AUC Plasma lag im Mittel bei 1108. Die Leerwerte vor Therapie waren bei einigen Patienten mit wiederholter Therapie sehr hoch. Bei Patient 3 wurden Vorbehandlungswerte von 88 ng/ml beobachtet. Der nachfolgende Therapiezyklus war durch eine Knochenmarkdepression kompliziert. Die Konzentrationen in Plasma und Peritonealflüssigkeit zeigten große intra- und interindividuelle Schwankungen.

Nach intrathekaler Mitoxantron-Gabe wurden nach 0,5 Stunden Spitzenkonzentrationen von 20.000 ng/ml erreicht; die Konzentrationen lagen nach 24 Stunden noch zwischen 300–500 ng/ml. Bei 2 von insgesamt 4 untersuchten Zyklen lagen ausreichend viele Daten zur Berechnung von Halbwertszeit und Clearance vor. Die Halbwertszeit wurde mit 7,9 bzw. 13,7 Stunden berechnet, die Clearance betrug 0,6 ml/min bzw. 0,45 ml/min. Die gemessenen Plasmakonzentrationen lagen immer unter 30 ng/ml, das Verhältnis AUC Liquor zu AUC Plasma lag bei einem Patienten bei 200. Abbildung 2 zeigt den Konzentrationsverlauf im Liquor.

Bei einem Patienten mit perikardialem Rezidiv einer AML wurden 2 × 100 mg Ara-C und 2 mg Mitoxantron in die Perikardhöhle verabreicht. Die systemische Therapie erfolgte nach dem TAD-Protokoll. Im Serum wurde nach 2 Stunden eine Konzentration von 5 ng/ml beobachtet, renal wurden innerhalb von 24 Stunden 2,3% der verabreichten Dosis eliminiert.

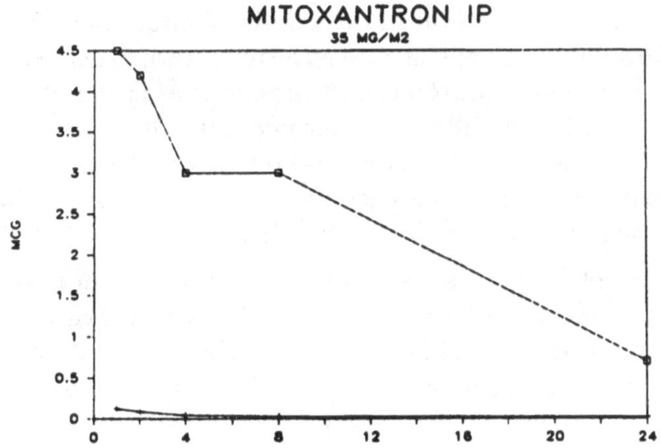

Abb. 1 Plasmakonzentrationsverlauf und Konzentrationsverlauf in der Peritonealflüssigkeit nach i.p.-Gabe von Mitoxantron (35 mg/m²) (+ = Plasma, □ = Peritonealflüssigkeit)

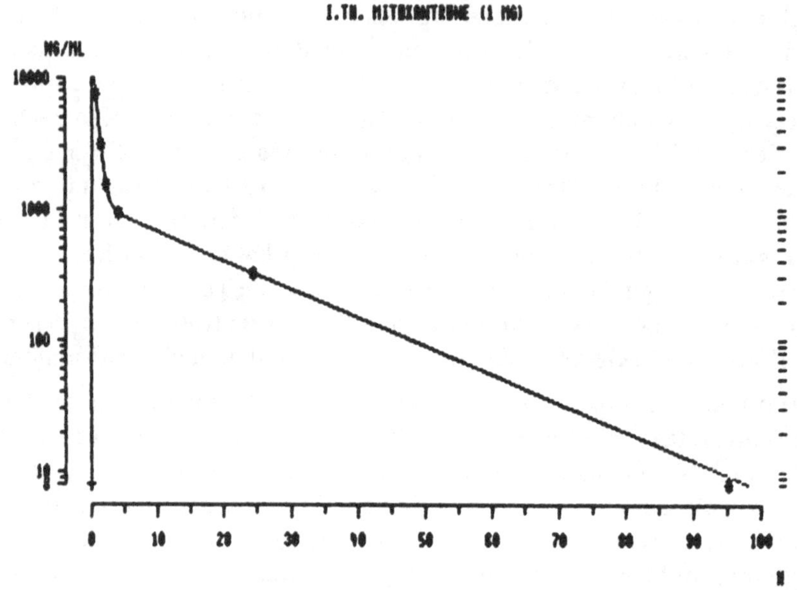

Abb. 2 Liquorkonzentrationsverlauf von Mitoxantron nach Gabe von 1 mg über ein Ommaya-Reservoir

Diskussion

Die klinischen Ergebnisse der intraperitonealen und intrathekalen Therapiestudie mit Mitoxantron wurden in diesem Band bereits getrennt dargestellt.

Die pharmakokinetischen Untersuchungen bei der intraperitonealen Therapie mit Mitoxantron weisen darauf hin, daß Mitoxantron in der Peritonealhöhle für längere Zeit gebunden wird und langsam systemisch freigesetzt wird. Das Verhältnis der Fläche unter der Kurve der Mitoxantron-Konzentration in der Peritonealhöhle zu der im Plasma beträgt im Mittel 3 Zehnerpotenzen. Die geringe systemische Verfügbarkeit wird auch durch die renale Exkretion von 0,42% der verabreichten Dosis innerhalb von 24 Stunden nach i.p.-Applikation im Vergleich zu 3,64% bei Patienten nach i.v.-Verabreichung bestätigt.

Diese Daten belegen den pharmakokinetischen Vorteil der intraperitonealen Verabreichungsweise. Die erheblichen inter- und intraindividuellen Schwankungen sind möglicherweise durch den verminderten Allgemeinzustand, durch unterschiedlich große abdominelle Tumormassen und/oder durch den Proteingehalt des Aszites mit wechselnder Passage der Leber bedingt. Die beobachteten Toxizitäten bei Dosierung von 35 und 40 mg/m^2 sowie die variablen Vorbehandlungswerte bis 88 ng/ml, die mit einer vermehrten Knochenmarkdepression verbunden waren, lassen die Empfehlung aussprechen, Phase-II-Studien bei Peritonealkarzinose mit einer Dosis von 30 mg/m^2 intraperitoneal durchzuführen und das Dosierungsintervall je nach beobachteter Toxizität zwischen 3 und 4 Wochen zu wählen.

Die hohen Liquorspiegel von Mitoxantron nach intrathekaler Gabe können die beobachteten starken lokalen Toxizitäten erklären. Die geringe Clearance mit relativ langer Halbwertszeit, verbunden mit geringen Plasmaspiegeln, zeigten auch hier eine Bindung von Mitoxantron an meningeale Strukturen an und lassen diese Verabreichungsweise als empfehlenswert erscheinen. Die gewählte Dosierung nach Laporte et al. [16] und Zuiable et al. [17] ist als zu hoch anzusehen, und Dosisfindungsstudien mit geringerer Ausgangsdosis sind angezeigt.

Literatur

[1] Knight, W. A. et al.: Mitoxantrone in Advanced Breast Cancer: A Phase II Trial of the Southwest Oncology Group. Invest. new Drugs **1** (1983) 181–184.

[2] Smalley, R., R. Gams: Phase II of Mitoxantrone in Patients with Metastatic Breast Carcinoma: A Southeastern Cancer Study Group Project. Cancer Treat. Rep. **67** (1983) 1039–1040.

[3] Yap, H. et al.: Dihydroxyanthracenedione: A Promising New Drug in the Treatment of Metastatic Breast Cancer. Ann. intern. Med. **95** (1981) 694–697.

[4] Ehninger, G. et al.: Mitoxantrone in Combination with Cyclophosphamide in Patients with Advanced Breast Cancer. Cancer Treat. Rep. **68** (1984) 1283–1284.

[5] Coltman, C. A. et al.: Mitoxantrone Hydrochloride in Lymphoma. Cancer Treat. Rev. **10** [Suppl. B] (1983) 73–76.

[6] Coltman, C. A. et al.: Mitoxantrone Hydrochloride (NSC-310739) in Lymphoma. Invest. new Drugs **1** (1983) 65–70.

[7] Gams, R. A. et al.: Mitoxantrone in Malignant Lymphomas. Cancer Treat. Rev. **10** [Suppl. B] (1983) 69–72.

[8] Artlin, Z. A. et al.: Phase I–II Trial of Mitoxantrone in Acute Leukemia. Proc. Amer. Ass. Cancer Res. **25** (Abstr. 750) (1984) 189.

[9] Prentice, H. G. et al.: Sequential Studies of Mitoxantrone in the Treatment of Acute Leukemia. Cancer Treat. Rev. **10** [Suppl. B] (1983) 57–63.

[10] Ehninger, G. et al.: Mitoxantrone in the Treatment of Relapsed and Refractory Acute Leukemia. Onkologie **8** (1985) 146–148.

[11] Saiki, J. et al.: Two Dose Schedules of Dihydroxyanthracenedione (DHAD) in Acute Leukemia – a Southwest Oncology Group Study. Proc. Amer. Soc. Cancer Oncol. **2** (Abstr. 0-675) (1983) 173.

[12] Paciucci, P. A. et al.: Mitoxantrone in Patients with Acute Leukemia in Relapse. Cancer Res. **43** (1983) 3919–3922.

[13] Ehninger, G., B. Proksch, F. Schiller: Detection and Separation of Mitoxantrone and its Metabolites in Plasma and Urine by High-Performance Liquid Chromatography. J. Chromat. **342** (1985) 119–127.

[14] Heinzel, G.: Salient Points of Various Programs. TOPFIT. In: G. Bozler, J. M. v. Rossum (Hrsg.): Pharmacokinetics During Drug Development: Data Analysis and Evaluation on Techniques, S. 207–211. G. Fischer Verlag, Stuttgart 1982.

[15] Heinzel, G. et al.: Modellentwicklung in der Pharmakokinetik. Arzneimittel-Forsch. (Drug Res.) **27** (1977) 904–911.

[16] Laporte, J. et al.: Intrathecal Mitoxantrone. Lancet **II** (1985) 106.

[17] Zuiable, A. et al.: Intrathecal Mitoxantrone for Resistant Leukemia. Lancet **II** (1985) 1060.

Pharmakokinetik von 5-Fluorouracil und Mitoxantron unter der isolierten Leberperfusion

F. A. Schalhorn, G. Peyerl, H. Denecke, G. Ehninger, K. Heil

Zusammenfassung

Im Rahmen der vorliegenden Arbeit wird über die regelmäßige Messung der Zytostatika 5-Fluorouracil und Mitoxantron während der isolierten Leberperfusion berichtet. 5-Fluorouracil führt bei einer Dosis von 750 mg zu hohen lokalen Konzentrationen bis über 10^{-3} M. Bei hohen Perfusatspiegeln ($> 4{,}4 \times 10^{-4}$ M) folgt die FU-Clearance einer Kinetik 0. Ordnung. Die FU-Extrakktion ist konstant und schwankt zwischen 8,4 und 13,5 mg/Minute. Die Halbwertszeit ist variabel und beträgt anfangs ca. 20–30 Minuten. Bei tiefen 5-FU-Spiegeln ($< 1{,}5 \times 10^{-4}$ M) folgt die 5-FU-Extraktion einer Kinetik 1. Ordnung mit konstanten, sehr kurzen Halbwertszeiten von 2,5 bis 5 Minuten. Bei Ende der Leberperfusion sind bereits 80–99% des 5-FU aus dem Leberkreislauf verschwunden. Unter der ILP werden systemische Spiegel zwischen $2{,}3 \times 10^{-6}$ und $1{,}52 \times 10^{-4}$ M gemessen, die damit maximal 0,8 bis 12,3% (median: 5,5%) der entsprechenden Perfusatspiegel ausmachen. Diese Ergebnisse weisen auf hohe lokale 5-FU-Spiegel mit einer hohen lokalen Extraktion hin und bestätigen einen im Vergleich zur systemischen Therapie hohen Konzentrationsvorteil für 5-FU.

Mitoxantron-Spiegel wurden bisher nach relativ niedrigen Dosen von 5 mg bestimmt. Überraschenderweise werden nur ca. 10% der zugegebenen Mitoxantron-Menge im Perfusat wiedergefunden. Die Ursache dieser niedrigen Recovery ist zunächst noch unklar, möglicherweise wird ein größerer Anteil des Mitoxantrons vom System der Perfusionsapparatur absorbiert. Nach den bisher vorliegenden Ergebnissen liegt ein rascher biexponentieller Abfall des Perfusat-Mitoxantrons entsprechend einer Kinetik 1. Ordnung vor. Für die zweite Phase läßt sich die Halbwertszeit genügend sicher mit Werten zwischen 17 und 32 Minuten bestimmen. Mit zunehmender Perfusionsdauer werden geringe Mengen eines Mitoxantron-Metaboliten nachweisbar, bei dem es sich wahrscheinlich um die Monocarbonsäure des Mitoxantrons handelt. In den wenigen Einzelfällen mit gleichzeitiger Bestimmung des Serum-Mitoxantrons fällt auf, daß trotz isolierter Leberperfusion ein Teil des Mitoxantrons in den systemischen Kreislauf übertritt. Die bisher vorliegenden pharmakokinetischen Meßdaten, die keinerlei Hinweis auf eine bereits eingetretene Sättigung des Extraktionssystems ergeben, lassen eine Steigerung der lokal applizierten Mitoxantron-Dosis sinnvoll erscheinen.

Onkologisches Kolloquium 2

Einleitung

Trotz Einführung neuerer Therapiekombinationen, wie z. B. der sequentiellen mittelhochdosierten Methotrexat/5-Fluorouracil-Therapie, ist die Effektivität der systemischen Chemotherapie bei metastasierten kolorektalen Karzinomen immer noch nicht befriedigend. In Fällen isolierter, jedoch nicht operabler Lebermetastasen gewannen daher in den letzten Jahren verschiedene Formen der regionalen Chemotherapie wieder an Bedeutung. Gefördert wurde diese Entwicklung durch Bereitstellung verschiedener, teilweise total implantierbarer Katheter- und Pumpsysteme. Die meisten Therapieprotokolle enthalten unter anderem fluorierte Pyrimidine entweder als 5-Fluorouracil (5-FU) oder als 5-Fluordesoxyuridin (FUDR). Teilweise gelangen zusätzlich Antitumor-Antibiotika (z. B. Mitomycin-C und/oder Doxorubicin) zum Einsatz.

Eine spezielle Methode, besonders hohe Zytostatikakonzentrationen im Lebergefäßbett zu erreichen, ist die von Aigner und Mitarbeitern angegebene Methode der isolierten Leberperfusion (ILP) [1, 2, 3, 4]. Unter Vollnarkose wird die Leber an eine Herz-Lungen-Maschine angeschlossen und isoliert mit Zytostatika perfundiert. Auch wenn es sich bisher noch um einen experimentellen Therapieansatz handelt, dem immer eine regionale (Arteria-hepatica-Infusion) oder eine systemische Chemotherapie folgen muß, handelt es sich um eine Methode, ohne ein großes Risiko systemischer Nebenwirkungen lokal sehr hohe Zytostatikawirkspiegel zu erzielen. Die gewählten Bedingungen ermöglichen Untersuchungen zur Pharmakokinetik verschiedener Zytostatika, ohne daß mit einer wesentlichen Beeinflussung durch andere Organsysteme gerechnet werden muß. Damit können pharmakokinetische Untersuchungen unter der ILP wichtige Hinweise auf die Wirkprinzipien und die pharmakologischen Vorteile der regionalen Chemotherapie erbringen.

Wir berichten im folgenden über die Pharmakokinetik von 5-FU, die wir bei 12 Patienten unter der ILP bestimmen konnten. Des weiteren stellen wir erste Daten zur Pharmakokinetik von Mitoxantron dar, das in jüngster Zeit vermehrt bei verschiedenen Formen der regionalen Chemotherapie zum Einsatz kommt.

Methoden

Die HPLC-Methoden sind bereits an anderer Stelle dargestellt [5, 6, 8], so daß hier nur auf die Grundzüge der jeweils verwendeten Nachweismethode eingegangen werden soll. Zur Messung des 5-FU wird Serum enteiweißt. Anschließend folgt die Trennung des 5-FU von endogenen Peaks über eine Reversed-Phase-Chromatographie (Shandon 5 μm ODS Hypersil). Die Elution wird isokratisch mit einem Phosphatpuffer (10 mM pH 3,93) durchgeführt. Die Detektion erfolgt bei 266 nm. Die untere Nachweisgrenze liegt im Bereich von 1–3 × 10^{-6} M.

Die Messung der Mitoxantron-Spiegel erfolgte im wesentlichen in Anlehnung an die von Ehninger et al. angegebene HPLC-Methode [5, 6]. Über eine Ionenpaar-Chromatographie an einer Reversed-Phase-Säule (Waters μBondapak C18; 3,9 × 300 mm) gelingt eine sehr gute Trennung von endogenen Peaks; die Retentionszeit von Mitoxantron liegt bei 11 Minuten. Wegen Problemen mit der Bindung und anschließenden Elution von Mitoxantron wählten wir jedoch, im Gegensatz zu Ehninger et al. [5, 6], Octansylfonsäure als Ionenpaar-Reagenz. Die Elution erfolgte isokratisch mit einem Anteil von 25% Acetonitril am Eluenten. Durch die Anreicherung über XAD-2-Säulen [7] liegt die untere Nachweisgrenze bei ca. 2 × 10^{-9} M.

Ergebnisse und Diskussion

Pharmakokinetik von 5-Fluorouracil unter ILP

Der Verlauf der 5-FU-Spiegel im Leberperfusat ist in Abbildung 1 dargestellt. 750 mg 5-FU führen zu sehr hohen Konzentrationen dieses fluorierten Pyrimidins im Perfusat. Die T_0-Werte liegen zwischen 1,5 und 3 × 10^{-3} M. Insgesamt fallen die Perfusatspiegel rasch ab, so daß bei Ende der Perfusion nur noch Spiegel von 2,3 × 10^{-4} M bis hinab zu 1,0 × 10^{-6} M gemessen werden. Bei der gewählten

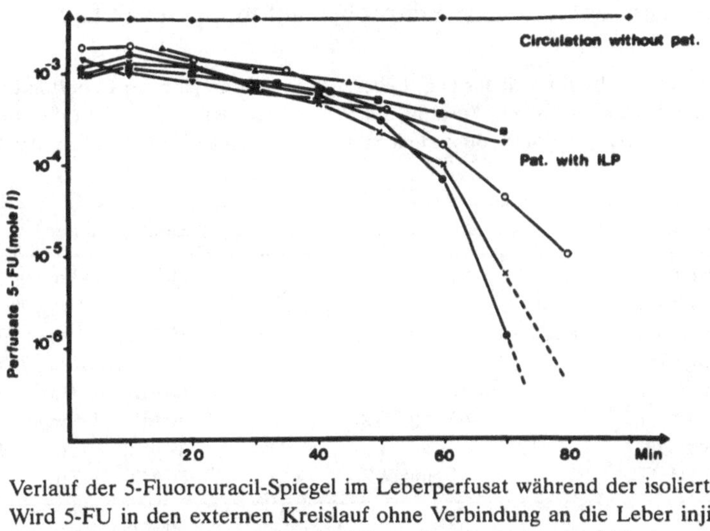

Abb. 1 Verlauf der 5-Fluorouracil-Spiegel im Leberperfusat während der isolierten Leberperfusion. Wird 5-FU in den externen Kreislauf ohne Verbindung an die Leber injiziert, kommt es zu keinem 5-FU-Verlusten; die Spiegel liegen konstant über 10^{-3} M.

semilogarithmischen Darstellung fällt auf, daß sich die Kurven der Spiegelverläufe offensichtlich aus zwei verschiedenen Phasen zusammensetzen. Während der ersten Phase, die ca. 40 bis 60 Minuten dauert, werden relativ lange Halbwertszeiten von 20 bis 30 Minuten bestimmt. Danach, wenn die 5-FU-Spiegel auf Werte zwischen 4,4 und 1,5 $\times$ 10^{-4} M abgefallen sind, kommt es zu einer ausgeprägten Bescheinigung der 5-FU-Clearance. Bei den Patienten, bei denen die ILP genügend lange durchgeführt wurde, fiel die Halbwertszeit auf Werte zwischen 2,5 und 5 Minuten ab.

Durch zusätzliche Lineardarstellung und mathematische Berechnungen läßt sich die 5-FU-Kinetik im Leberperfusat folgendermaßen erklären: Bei hohen 5-FU-Spiegeln über 4,4 $\times$ 10^{-4} M erfolgt die Extraktion entsprechend einer Kinetik 0. Ordnung, d. h., die 5-FU-Extraktion pro Zeiteinheit ist konstant; sie schwankt bei den bisher untersuchten Patienten zwischen 8,4 und 13,5 mg/Minute. Die Halbwertszeit während dieser Zeit ist variabel, anfangs länger, um allmählich abzufallen. Bei Unterschreiten eines Grenzbereiches zwischen 1,5 und 4,4 $\times$ 10^{-4} M, also bei Erreichen niedrigerer Konzentration, folgt die Clearance dann einer Kinetik 1. Ordnung mit konstanten, sehr kurzen Halbwertszeiten von 2,5 bis 5 Minuten.

In Tabelle 1 sind die 5-FU-Mengen angegeben, die zu bestimmten Zeitpunkten der ILP aus dem Perfusat geströmt sind. Nach 30 Minuten sind bereits zwischen 251 und 490 mg, entsprechend 33 bis 65% der zugegebenen 5-FU-Menge, eliminiert. Nach 60 Minuten haben bereits 510 bis 726 mg (68–97%) das Perfusat verlassen, und bei Ende der isolierten Leberperfusion sind, je nach deren Zeitdauer, mindestens 80 bis über 99% des 5-FU entfernt.

Unter der ILP (10, 30 und 60 Minuten) und 60 Minuten nach Ende der ILP wurden peripher-venös entnommene Blutproben auf ihren Gehalt an 5-FU unter-

Tabelle 1 Clearance von 5-Fluorouracil aus dem Leberperfusat. Zu Beginn der isolierten Leberperfusion wurden jeweils 750 mg 5-FU in das Perfusionssystem injiziert. In der Tabelle ist aufgeführt, wieviel 5-FU nach 30 und 60 Min. und bei Ende der ILP bereits das Perfusat verlassen hat.

Name	30 Minuten	60 Minuten	Ende (Minuten)
W. S.	490 mg/65%	726 mg/97%	80 Min.: 749 mg/99%
R. W.	444 mg/59%	705 mg/94%	90 Min.: 749 mg/99%
A. Z.	402 mg/54%	695 mg/93%	80 Min.: 749 mg/99%
R. Z.	354 mg/47%	563 mg/75%	70 Min.: 682 mg/91%
A. Z.	342 mg/46%	600 mg/80%	60 Min.: 600 mg/80%
F. W.	381 mg/51%	674 mg/90%	70 Min.: 695 mg/93%
A. H.	376 mg/50%	–	49 Min.: 608 mg/81%
E. W.	251 mg/33%	510 mg/68%	86 Min.: 715 mg/95%
n = 8	33–65%	68–97%	80–99%

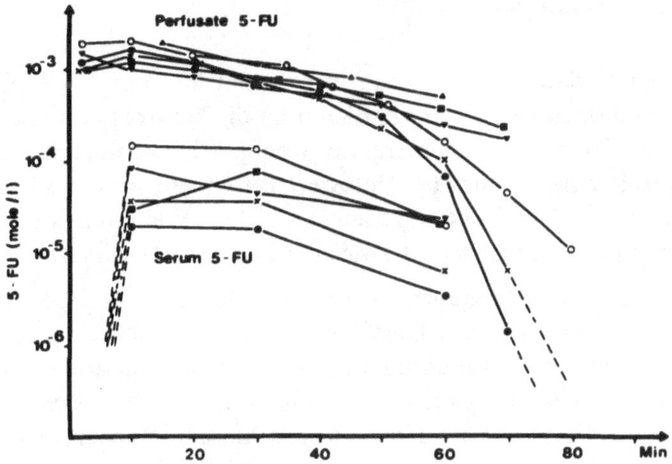

Abb. 2 Gegenüberstellung der 5-Fluorouracil-Spiegel im Leberperfusat und im Serum von periphervenös entnommenen Blutproben während der isolierten Leberperfusion.

sucht. In allen Fällen ließen sich signifikante 5-FU-Konzentrationen bestimmen, die 10 und 30 Minuten nach Start der ILP zwischen 10^{-4} und 10^{-5} M lagen (Abb. 2). 60 Minuten nach Start der ILP sind die 5-FU-Serumspiegel bereits deutlich abgefallen, und 60 Minuten nach Ende dieser Behandlung ist im Serum erwartungsgemäß kein 5-FU mehr nachweisbar. Der ebenfalls aus Abbildung 2 ersichtliche Vergleich von Perfusat- zu Serum-5-FU zeigt, daß die Serumwerte auf maximal 1,9 bis 12,3% (median: 5,5%) der entsprechenden Perfusatspiegel ansteigen.

Nach diesen Untersuchungen werden durch die ILP tatsächlich lokal sehr hohe 5-FU-Konzentrationen erreicht. Auch wenn trotz der isolierten Leberperfusion im Serum 5-FU nachweisbar wird, ist bei der einmaligen Anwendung dieser noch experimentellen Therapieform mit systemischen Nebenwirkungen nicht zu rechnen. Die pharmakokinetischen Messungen weisen neben den hohen Wirkspiegeln im Bereich des Gefäßbettes der Leber auch eine hohe lokale Extraktion nach und bestätigen damit einen im Vergleich zur systemischen Therapie hohen lokalen Konzentrationsvorteil für 5-FU. Nachdem während des überwiegenden Zeitraumes der ILP die Extraktionssysteme für 5-FU gesättigt sind und eine Kinetik 0. Ordnung vorliegt, scheint eine größere lokale Effektivität durch einfache Steigerung der 5-FU-Dosis nicht gegeben. Wird eine weitere Steigerung der extrahierten 5-FU-Menge angestrebt, kommt dies nur über eine Verlängerung der ILP und eine erneute Zugabe von 5-FU nach ca. 40–60 Minuten nach Start der Therapie in Betracht.

Mitoxantron-Kinetik während der ILP

In Abbildung 3 ist der Verlauf der Mitoxantron-Konzentration im Leberperfusat bei bisher 4 Patienten dargestellt. Offensichtlich folgt die Mitoxantron-Clearance einer biexponentiellen Kinetik. Bei den relativ wenigen Einzelwerten während der ersten 20 Minuten können für die Halbwertszeiten der ersten Phase nur Schätzwerte von ca. 4 bis 8,5 Minuten gegeben werden. Während der zweiten Phase liegt die Eliminationshalbwertszeit zwischen 17,5 und 32 Minuten.

Die geschätzten T_0-Werte für Mitoxantron zu Beginn der isolierten Leberperfusion liegen zwischen 10^{-7} und 10^{-6} M. Damit werden nur ca. 10% der zugegebenen Mitoxantron-Menge wiedergefunden. Der Grund für diese niedrige Recovery bleibt zunächst unklar. Möglicherweise wird ein Teil des Mitoxantrons am Schlauch- bzw. Oxygenatorsystem der Herz-Lungen-Maschine absorbiert.

In Abbildung 4 sind die Serum- und Perfusatspiegel von Mitoxantron bei einem Patienten vergleichend dargestellt. Überraschenderweise lagen die Serumspiegel nur um den Faktor von ca. 2,5 unter den entsprechenden Perfusatspiegeln. Ob in allen Fällen ein so hoher Mitoxantron-Anteil in den Gesamtkörperkreislauf übertritt, wird in weiteren Untersuchungen abzuklären sein.

Abbildung 5 zeigt HPLC-Chromatogramme von Perfusatproben, die während der ILP abgenommen wurden. Neben der kontinuierlichen Abnahme des Mitoxantron-Peaks bei 10,82 bis 11,01 Minuten fällt auf, daß mit zunehmender Dauer der ILP ein kleiner Peak mit einer Retentionszeit von 6,9 Minuten neu auftritt. Ein-

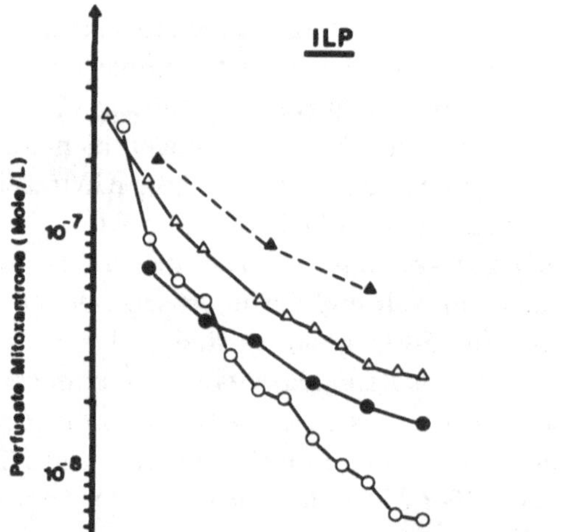

Abb. 3 Verlauf der Mitoxantron-Spiegel im Leberperfusat während der isolierten Leberperfusion. Bei den 4 verschiedenen Patienten wurden jeweils 5 mg Mitoxantron in das Perfusat injiziert.

deutig erkennbar wird dieser Peak nach 40 bis 50 Minuten. Eine genaue quantitative Erfassung dieses Metaboliten steht noch aus. Nach den Werten von Ehninger et al. [5, 6], die mit einer sehr ähnlichen HPLC-Methode gewonnen wurden, ist es wahrscheinlich, daß es sich bei diesem Metaboliten um die Monocarbonsäure des Mitoxantrons handelt.

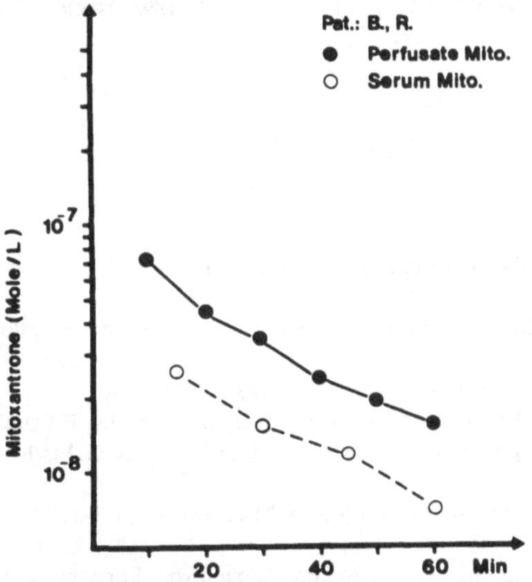

Abb. 4 Gegenüberstellung der Perfusat- und Serumspiegel von Mitoxantron bei einem Patienten unter der isolierten Leberperfusion. In diesem Fall machen die relativ hohen Mitoxantron-Serumspiegel bis ca. 40% der entsprechenden Perfusatspiegel aus.

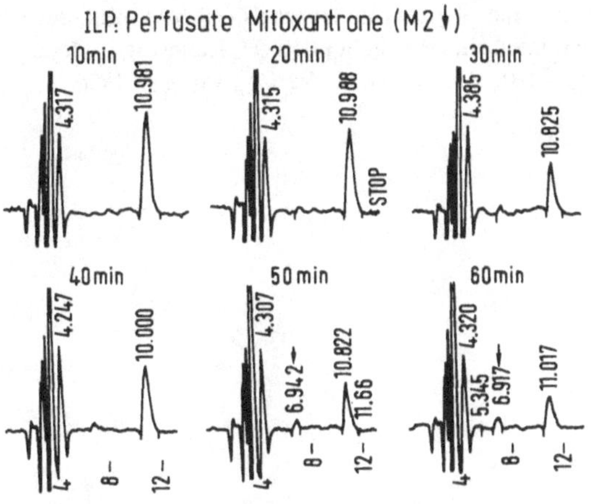

Abb. 5 HPLC von Perfusatproben während der isolierten Leberperfusion mit 5 mg Mitoxantron. Mit zunehmender Perfusionsdauer kommt es zu einer kontinuierlichen Abnahme des Mitoxantrons, das bei 10,82–11,01 Min. eluiert wird. Nach 30 Min. ist erstmals ein Metabolit (M2) erkennbar, der nach 50 Min., besonders in Relation zum Mitoxantron-Peak, deutlich zugenommen hat.

Die vorliegenden pharmakokinetischen Befunde zeigen, daß die bisher gewählten Mitoxantron-Dosierungen noch nicht zu einer Sättigung der Extraktionskapazität geführt haben. Somit erscheint eine Steigerung der im Rahmen der ILP applizierten Mitoxantron-Dosis sinnvoll. Wenn man zudem die deutlich längere β-Halbwertszeit von ca. 3 Stunden bei systemischer Gabe in Betracht zieht [6, 7], ergibt sich ein deutlicher pharmakologischer Vorteil für die lokale bzw. regional durchgeführte Mitoxantron-Therapie.

Literatur

[1] Aigner, K. R. et al.: Die isolierte Leberperfusion mit 5-Fluorouracil (5-FU) beim Menschen. Chirurg **53** (1982) 571–579.

[2] Aigner, K. R. et al.: Die isolierte Leberperfusion bei fortgeschrittenen Metastasen kolorektaler Karzinome. Onkologie **7** (1984) 13–21.

[3] Aigner, K. R. et al.: Die isolierte Leberperfusion. Onkol. **21** (1985) 43–83.

[4] Denecke, H. et al.: Technik und Methoden bei regionaler Leberperfusion. In: P. Schölmerich, H. Kleinsorge (Hrsg.): Apparative Technik und Pharmakotherapie, S. 107–116. G. Fischer Verlag, Stuttgart 1986.

[5] Ehninger, G. et al.: The Pharmacokinetics and Metabolism of Mitoxantrone in Man. Invest. new Drugs **3** (1985) 109–116.

[6] Ehninger, G. et al.: Pharmakokinetik und Metabolismus von Mitoxantron. Fortschr. antimikrob. antineopl. Chemother. **4** (1985) 369–378.

[7] Reynolds, D. L., L. A. Sternson, A. J. Repta: Clinical Analysis for the Antineoplastic Agent 1,4-dihydroxy-5, 8-bis((2-hydroxyethyl)amino)ethyl)amino)-9, 10-anthracenedione Dihydrochloride (NSC 301739) in Plasma. J. Chromat. **222** (1981) 225–240.

[8] Schalhorn, A. et al.: Pharmakologische und pharmakokinetische Gesichtspunkte der regionalen Chemotherapie mit fluorierten Pyrimidinen. In: P. Schölmerich, H. Kleinsorge (Hrsg.): Apparative Technik und Pharmakotherapie, S. 107–116. G. Fischer Verlag, Stuttgart 1986.

III Klinische Anwendung

Phase I and pharmacokinetic study of mitoxantrone by intraperitoneal administration

D. S. Alberts, E. A. Surwit, Y. Mei Peng, T. McCloskey, V. Graham, D. Roe

Zusammenfassung

Aufgrund seiner hohen zytotoxischen Aktivität bei primärem Ovarialkarzinom und seiner guten Gewebeverträglichkeit wurde die intraperitoneale Gabe von Mitoxantron in einer Phase-I- und Pharmakokinetik-Studie untersucht.

27 Patienten mit metastasiertem oder rezidiviertem Ovarialkarzinom [25] bzw. Kolonkarzinom [2] und gutem Allgemeinzustand wurden mit Mitoxantron-Dosen von 12–38 mg/m^2 intraperitoneal behandelt. Das Dosierungsintervall betrug 4 Wochen; die Behandlung dauerte bis zu 10 Therapiezyklen. Die Mitoxantron-Dosis wurde in Schritten von 2–3 mg/m^2 erhöht; jeder Dosisgruppe gehörten 3 Patienten an.

Als gerade noch tolerierbare Maximaldosis wurden 38 mg/m^2 ermittelt; bei dieser Dosis entwickelten alle 3 Patienten der Gruppe eine schwere Leukopenie und starke Abdominalschmerzen. 2 von 3 Patienten konnten trotz minimalen Restbefunds aufgrund pathologischer Untersuchungen als Responder angesehen werden.

Für zukünftige Phase-II-Studien wird die intraperitoneale Gabe von 35 mg/m^2 Mitoxantron empfohlen, weil bei den 3 Patienten dieser Dosisgruppe nur milde Abdominalschmerzen auftraten.

Bei einer Dosierung von 38 mg/m^2 Mitoxantron i.p. wurden im Intraperitonealraum 64 µg × h/ml und im Plasma 0,075 µg × h/ml als mittleres Konzentrations-Zeit-Produkt erreicht; dies entspricht einem Verhältnis von 853:1.

Abstract

On the basis of its high degree of cytotoxicity against fresh human ovarian cancer and its relative lack of vesicant activity, mitoxantrone was studied by the intraperitoneal route in a phase I and pharmacokinetic trial. 27 patients with good perfor-

Onkologisches Kolloquium 2

mance status and diagnoses of metastatic or recurrent ovarian (25 patients) and colon (2 patients) cancer were treated with 12 to 38 mg/m^2 doses, administered by the intraperitoneal route every 4 weeks for up to 10 treatment courses. Mitoxantrone doses were escalated at 2–3 mg/m^2 increments in groups of 3 patients. 38 mg/m^2 was considered the maximally tolerated dose in that 3 of 3 patients experienced severe leukopenia and abdominal pain at that dose level. 2 of 3 patients with minimal residual disease were considered responders to mitoxantrone on the basis of pathologic findings at re-exploration. An intraperitoneal dose of mitoxantrone of 35 mg/m^2 is suggested for future phase II trials in that only mild abdominal discomfort occurred following this dose in 3 patients. At 38 mg/m^2 mitoxantrone was associated with a mean concentration × time product of 64 μg × hr/ml in the intraperitoneal space and of 0,075 μg × hr/ml in plasma, yielding an intraperitoneal to plasma ratio of 853.

Introduction

Mitoxantrone is a new dihydroxy-quinone derivative of anthracene, which has proven clinically useful in patients with breast cancer, acute leukemia and malignant lymphoma [1–5]. Although mitoxantrone is known to have structural features essential for DNA intercalation [6–8], recent work has shown that it binds DNA by a nonintercalative electrostatic interaction and induced both protein- and nonprotein-associated DNA strang scissions [7–9].

Mitoxantrone is usually administered by the intravenous route in the treatment of solid and hematologic malignancies. The maximally tolerated intravenous dose, repeated at 3 week intervals is 12–14 mg/m^2 with leukopenia being dose-limiting [10, 11]. Although mitoxantrone is associated with steep dose-response curves against fresh human solid tumors in vitro, exponential killing is only achieved at median concentrations of 1–10 μg/ml (one hour exposure) [12]. These drug concentrations cannot be achieved in vivo with standard mitoxantrone doses administered intravenously [13].

Mitoxantrone has shown minimal to moderate activity when given in standard intravenous doses to patients with advanced ovarian cancer [14, 15].

In contrast to the present clinical response data mitoxantrone appears the most potent drug tested in vitro against fresh ovarian cancers, using clonogenic assays [12]. Alberts et al. reported a median inhibitory dose 50 concentration (ID_{50}) (i.e. dose associated with 50% inhibition of ovarian tumor colony forming units) for mitoxantrone against 50 ovarian cancers of 0,9 μg/ml. The next most potent agent was melphalan with a median ID_{50} of 1,6 μg/ml.

The extreme potency of mitoxantrone in vitro against human ovarian cancers, its relative lack of vesicant effects [10, 11, 16], and the opportunity to maximize in vivo drug concentrations through a regional administration route, led us to initiate a phase I and pharmacokinetic trial of mitoxantrone by the intraperitoneal route in patients with advanced, relapsing ovarian cancer.

Methods

Patients Selection

Each adult male or female patient entered into this study had to meet the following requirements:

a) histologically proven adenocarcinoma of the ovary or colon in advanced stage;
b) disease unresponsive to all other potentially curative forms of therapy;
c) recovery from the toxicity of prior chemotherapy;
d) life expectancy of at laest 2 months;
e) normal renal and hepatic function; and
f) prior total adriamycin dose less than 350 mg/m^2 and no clinical evidence of cardiac disease.

Drug

Mitoxantrone was supplied kindly in a parenteral formulation by the Medical Research Division of American Cyanamid Co., Pearl River, New York. Each dose was individually packaged in sealed ampules which contained 2 mg mitoxantrone (as free base) per ml of solution. The volume of each ampule was 10,5 ml. In addition to the drug, the sterile solution contained sodium metabisulfite (0,20% w/v) and sodium chloride (0,8% w/v) and water for injection.

Drug Administration and Dosing Schedule

The appropriate mitoxantrone dose was placed in two 1 liter containers of lactated Ringer solution, warmed to 37 °C and administered rapidly (using gravity and a blood pressure cuff) through a Huber needle into a surgically placed subcutaneous port hooked to a Tenckhoff catheter. Because of flow resistance through the Huber needle, infusion periods varied between 1 to 2 hours.

Except for the first 2 dosing levels (i.e. 12 and 14 mg/m^2), mitoxantrone doses were escalated at 3 mg/m^2 increments in sets of at least 3 patients. Until the 32 mg/m^2 dose level 2 patients each were treated with a 1 or 4 hour dwell period following completion of the mitoxantrone infusion. At the end of these dwell periods an attempt was made to empty the intraperitoneal space of all dosing fluid. Because of the relatively rapid systemic absorption of the intraperitoneal fluid and the one-way valve effect (i.e. fluid drainage through the catheter not possible) observed in up to 50% of patients, starting at the 32 mg/m^2 dosing level the mitoxantrone dose was allowed to dwell continuously following completion of the infusion.

Mitoxantrone dose escalation was allowed to proceed to the next level until more than 50% of the patients experienced severe myelotoxicity and/or abdominal pain. Toxicity criteria for leukopenia and abdominal pain appear in Table 1. At least 5 patients were to be treated at the final dose of mitoxantrone selected for phase II studies.

Each patient was to be treated with at least 6 and no more than 10 courses of mitoxantrone administered at 4 week intervals unless objective tumor progression or life-threatening toxicity required drug discontinuation.

Clinical Laboratory Tests

Complete blood count (CBC), differential white blood cell count and platelets were obtained prior to each dose and at weekly intervals during at least the first course of mitoxantrone therapy. SMAC 20, including serum liver and renal function tests, electrolytes and proteins also were obtained prior to each therapy course.

Radionuclide MUGA scans to evaluate left ventricular ejection fractions were required prior to the first mitoxantrone dose and after every 3 courses thereafter.

Mitoxantrone Dose Adjustments

Mitoxantrone dose was to be decreased by 25% on the next course of therapy following an episode of grade 3 myelotoxicity or abdominal pain. A 50% dose

Table 1 Toxicity criteria for leukopenia and abdominal pain; Grade 0 thrombocytopenia = platelet count $> 100\,000/\mu l$

Toxicity grade	WBC ($\times 10^3/\mu l$)	Description of abdominal pain
0	≥ 4,0	None
1	3,0–3,999	Mild discomfort for ≤ 3 days, not requiring narcotics
2	2,0–2,999	Moderate discomfort for ≤ 3 days, requiring narcotics
3	1,0–1,999	Severe discomfort for ≤ 7 days, requiring narcotics
4	1,0	Severe discomfort for $>$ 7 days or not controlled with narcotics

reduction or drug discontinuation at the discretion of the physician was required following an episode of grade 4 toxicity of any type. A left ventricular ejection fraction decrease by > 10% from baseline or below 50% required termination of the study.

Blood and Dialysate Sampling and Preparation for Mitoxantrone Pharmacokinetic Studies

In selected patients blood and peritoneal dialysate samples were obtained during intraperitoneal infusion of mitoxantrone and at varying time intervals up to 72 hours after the end of mitoxantrone infusion. Blood samples were drawn into heparinized tubes, immediately placed on ice, and then quickly processed to separate plasma which was then frozen at −20 °C for mitoxantrone analysis. Dialysate samples were placed on ice and transported immediately to the analytical laboratory to be analyzed for mitoxantrone content both before and after freezing at −20 °C.

Analytical Procedures

Mitoxantrone concentrations in plasma and dialysate samples were determined by a recently reported high performance liquid chromatography (HPLC) assay [13, 17]. A VAC-ELUT System equipped with Bond-Elut 1-ml C_{18} cartridges (Analytichem International, Harbor City, Ca) was used for sample cleanup as described previously. A Waters Associates C_{18}-μBondapak reversed phase column preceded by a guard column packed with Co:PELL ODS (Whatman Inc., Clifton, N. J.) was used for all analyses. Mitoxantrone was eluted isocratically at ambient temperature with a solvent composition of 25% CH_3CN and 75% ammonium acetate (0,2 M, pH 4,0) at a flow rate of 1,5 ml/min. Mitoxantrone was detected at 658 nm using a Waters Associates Model 440 fixed-wavelength detector (Waters Associates, Milford, MA).

Quantitation of mitoxantrone was done by the external standard method of analysis. Plasma standard curves were obtained by plotting the resulting peak heights against the known concentration of standards added to the plasma samples.

The sensitivity of the HPLC assay was 1 ng/ml for mitoxantrone. The average mitoxantrone recovery of the assay was 98 ± 6% with a coefficient of variation of less than 7% [13, 17].

Plasma and Dialysate Mitoxantrone Pharmacokinetic Analysis Techniques

The mitoxantrone concentration versus time plasma and peritoneal dialysate data were fit to the multiexponential equation. $C = Ae^{-\alpha t} + Be^{-\beta t} + Ce^{-\gamma t}$ using BMDP 3 R, a nonlinear regression computer program. Initial parameter estimates are required for nonlinear regression and were obtained using CSTRIP.

Results

Patient Characteristics

27 patients were entered into this phase I trial between March 1984 and August 1986. 26 of the patients were females. 2 patients (one male and one female) had colon cancer and the remainder had epithelial cancer of the ovary. The median patient age was 64 years (range, 44–80 years).

All but one patient (i.e. a female with recurrent, intraperitoneal colon cancer) had received prior chemotherapy. 22 of the patients had been treated with only one prior chemotherapy regimen (range, 1 to 6 prior regimens). 8 patients apiece were treated with cisplatin-cyclophosphamide or cisplatin-cyclophosphamide-doxorubicin as their initial therapies following primary surgery.

Intraperitoneal Mitoxantrone Doses and Courses

The 27 patients were administered a total of 105 and a median of 3 courses of intraperitoneal mitoxantrone (range, 1 to 10 courses per patient). Mitoxantrone doses ranged from 12 mg/m^2 to 38 mg/m^2 with at least 3 patients treated at each of the 10 different dose levels. 8 of the patients had mitoxantrone doses escalated at least one level (i.e. increase of the least 3 mg/m^2) because they experienced less than moderate toxicity at their starting dose.

Toxicity Data Associated with Intraperitoneal Mitoxantrone

Shown in Table 2 are myelotoxicity and abdominal pain data for the 27 patients and 105 courses of intraperitoneal mitoxantrone therapy. These data are separated according to dose level and are presented as the median values for the number of mitoxantrone courses administered. Note that until the 35 mg/m^2 dose level was reached the median WBC remained $\geq$ 2,900 (i.e. $1^+ - 2^+$ toxicity grades) and the median grade of abdominal pain was 2^+. Although only based on 3 courses of intraperitoneal mitoxantrone, at the 38 mg/m^2 dose level leukopenia (i.e. median

Table 2 Myelotoxicity and abdominal pain associated with intraperitoneal mitoxantrone administration in doses of 12–38mg/m²

Dose level (mg/m²)	Number of patients	Number of courses	Median nadir WBC (× 10³/µl)	Median nadir platelets (× 10³/µl)	Median grade abdominal pain
12	3	6	5,9 (3,2–6,2)	305 (146–525)	0 (0–1+)
14	5	12	4,15 (1,9–8,7)	157 (94–387)	1+ (0–3+)
17	5	6	3,6 (2,2–4,8)	198 (156–229)	1+ (0–1+)
20	11	18	3,8 (1,9–8,0)	224 (136–303)	1+ (0–4+)
23	7	19	3,6 (1,4–6,8)	231 (161–455)	1+ (0–2+)
26	6	12	2,9 (1,1–3,5)	226 (205–239)	1,5+ (0–3+)
29	5	10	3,6 (2,3–7,4)	217 (173–278)	1+ (0–3+)
32	5	10	3,45 (1,0–8,2)	302 (204–557)	1+ (1–3+)
35	3	5	1,5 (1,0–1,8)	ND	1+ (0–2+)
38	3	3	1,6 (1,4–1,9)	147 (< 140–169)	3+ (3–4+)

nadir WBC, 1,600/µl) and abdominal pain (median toxicity grade of 3+) appear dose-limiting. The grade 3+ leukopenia (i.e. median nadir WBC, 1,500/µl), but only mild abdominal pain observed at a mitoxantrone dose of 35 mg/m² strongly suggests that 38 mg/m² is the maximally tolerated dose of mitoxantrone which can be administered by the intraperitoneal route to patients with previously treated ovarian cancer.

Besides leukopenia and abdominal pain there were no other consistently observed toxicities associated with mitoxantrone administered intraperitoneally. Only one patient experienced even mild thrombocytopenia (i.e. platelet count nadir on one occasion of 94,000/µl following a dose of 14 mg/m²). One patient inadvertantly entered into the study with a left ventricular ejection fraction of 38% experienced a further reduction of 9% following one course of intraperitoneal mitoxantrone at 20 mg/m². As a result of these low left ventricular ejection fractions, she was removed from this study. No other patient showed any evidence of mitoxantrone-induced cardiotoxicity.

There were no instances of mitoxantrone associated hepatic or renal dysfunction on the basis of repeated blood chemistry evaluations.

Mitoxantrone administration was uncommonly (i.e. < 20% of courses) associated with episodes of nausea, emesis or alopecia in the 27 study patients. When present, these toxicities were mild in degree and short-lived.

Efficacy of Intraperitoneal Mitoxantrone

Evaluation of intraperitoneal mitoxantrone was not an objective in this phase I and pharmacokinetic study; however, using serum OC 125 as a marker of clinically measurable disease and surgical re-exploration to evaluate patients with non-measurable disease, it was possible to determine response to intraperitoneal mitoxantrone in 15 of the 27 study patients.

In 2 of 12 (17%) measurable disease patients there was normalization of serum OC 125 concentrations (i.e. OC 125 < 35 U/ml) for 9 and 14+ months. These patients were considered to have clinical complete responses to mitoxantrone. 4 (33%) additional patients had stable disease on the basis of unchanged, but elevated serum OC 125 concentrations during mitoxantrone therapy. The remaining 5 patients experienced progressive increases in serum OC 125 values and were considered to have progressive disease.

In the 3 patients who had non-measurable disease, surgical re-exploration following termination of intraperitoneal mitoxantrone revealed a partial response in 2 (i.e. > 50% regression in surgically evaluated tumor mass). The third patient had surgically confirmed stable disease.

Pharmacokinetics of Intraperitoneal Mitoxantrone

Disappearance of mitoxantrone from plasma and peritoneal dialysate was studied in 6 patients who received an intraperitoneal dose of 38 mg/m^2. The dialysate samples were assayed both immediately after removal from the intraperitoneal space and after freezing at −20 °C to determine if any drug loss occurred secondary to the freezing process. As compared to the frozen samples (i.e. −20 °C for 2–4 weeks), there was a 1,5 fold greater concentration of mitoxantrone in freshly obtained dialysate samples. Thus, all dialysate samples were assayed for mitoxantrone immediately after withdrawal from the intraperitoneal space in patients studied at the 38 mg/m^2 dose level. Shown in Table 3 are the pharmacokinetic parameters for mitoxantrone in the peritoneal space at this dose level in 3 study patients. Note that the effusate concentration × time product (c × t) varied between 40 and 78 μg × hr/ml (population estimate, 64 μg × hr/ml). Mitoxan-

Table 3 Pharmacokinetics of mitoxantrone within the peritoneal space after a dose of 38 mg/m^2 i. p.; analysis based on i. p. concentrations after mitoxantrone infusion completed

Patient	c × t (μg × hr/ml)	$t_{1/2}$ (hr)	Clearance (1/min × m)	V_C (1/m^2)
1	78	3,5	8,1	2,454
2	75	3,0	8,5	2,217
3	40	4,7	15,8	6,365
Population estimate	64	4,7	11,7	4,786

trone half-life ($t_{1/2}$), clearance and central volume (Vc) also varied significantly in effusate samples obtained from patient No. 3.

In 3 additional patients the plasma c × t of mitoxantrone after the 38 mg/m² dose averaged only 0,075 μg × hr/ml (range, 0,045–0,110 μg × hr/ml) and the plasma terminal phase half-life averaged greater than 30 hours. The ratio of effusate c × t to plasma c × t associated with the 38 mg/m² intraperitoneal dose in these 6 patients was greater than 800.

Discussion

The maximally tolerated dose of mitoxantrone in this phase I intraperitoneal-trial was 38 mg/m² in patients with minimal residual ovarian cancer and excellent performance status (i.e. 0–1, Southwest Oncology Group criteria). Abdominal pain lasting for up to 7 days and requiring oral narcotics proved to be the dose-limiting toxicity. Although severe leukopenia was observed during the first course of intraperitoneal mitoxantrone in all 3 patients who received the 38 mg/m², none of the patients became septic and their white blood counts returned to normal levels within 7 days. Because the 35 mg/m² dose level was associated with only mild abdominal discomfort and short-lived grade 3^+ leukopenia, we believe this to be a suitable starting dose for future phase II trials of mitoxantrone administered by the intraperitoneal route. Based on the variability in patients tolerance (i.e. abdominal pain) for intraperitoneal mitoxantrone observed at all dose levels above 20 mg/m², it is likely that a substantial portion of future study patients will require 25% dose reductions during 6 courses of therapy.

There is a strong scientific rationale for using mitoxantrone by the intraperitoneal route in future trials in ovarian cancer patients. Although earlier clinical trials in doxorubicin pretreated patients were considered negative [14], a more recent study of systemically administered mitoxantrone in doxorubicin naive and less heavily treated patients has yielded a 30% objective response rate [15].

Additionally, our in vitro phase II trials of standard and experimental drugs against tumor colony forming units (TCFUs) grown from more than 50 fresh ovarian cancers established mitoxantrone as the most potent agent tested [12]. At 10 μg/ml (one hour in vitro exposure) more than 70% of the cancers showed less than 30% survival of TCFUs. These data are especially striking in light of surgically proven responses (i.e. in 2 of 3 patients with non-measurable disease) and the extremely high intraperitoneal c × t (i.e. means of 64 μg × hr/ml at 38 mg/m²) observed in the present phase I intraperitoneal trial of mitoxantrone. Because of the extremely low plasma c × t (i.e. mean of 0,075 μg × hr/ml) [18] associated with the maximally tolerated dose of intraperitoneal mitoxantrone, future phase II trials could be designed with combinations of mitoxantrone by both intraperitoneal and intravenous routes or with cisplatin by either route. The latter drug combination (i.e. intraperitoneal mitoxantrone plus intravenous or intraperitoneal cisplatin) has special appeal in that cisplatin is the clinically most active agent and mitoxantrone the most potent against ovarian cancer in vitro. Regardless of future design, further phase II studies of intraperitoneal mitoxantrone are indicated on the basis of the drug's favorable pharmacokinetics, extreme in vitro potency and demonstrated activity in this phase I clinical trial.

This work was supported in part by grants CA 17094 and CA 23074 from the National Institute of Health, Bethesda, Maryland 20205 and a grant from the Medical Research Division, American Cyanamid Co., Pearl River, New York.

Literature

[1] Yap, H. Y. et al.: Dihydroxyanthracenedione: A Promising New Agent in the Treatment of Advanced Breast Cancer. Ann. intern. Med. **95** (1981) 694–697.

[2] Stuart-Harris, R. C., I. E. Smith: Mitoxantrone: A Phase II Study in the Treatment of Patients with Advanced Breast Carcinoma and Other Solid Tumors. Cancer Chemother. Pharmacol. **8** (1982) 179–182.

[3] Niedhart, J. A., R. W. Roach: A Randomized Study of Mitoxantrone and Adriamycin in Breast Cancer Patients Failing Primary Therapy. Proc. Amer. Soc. clin. Oncol. **1** (1982) 86.

[4] Estey, E. H. et al.: Phase II Trial of Dihydroxyanthracenedione in Acute Leukemia. Proc. Amer. Ass. Cancer Res. **23** (1982) 113.

[5] Van Echo, D. A. et al.: A Phase II Trial of Mitoxantrone (DHAD, NSC 30/739) in Adult Acute Leukemia. Proc. Soc. clin. Oncol. **1** (1982) 132.

[6] Durr, F. E., R. E. Wallace, R. V. Citarella: Molecular and Biochemical Pharmacology of Mitoxantrone. Cancer Treat. Rev. **10** [Suppl. B] (1983) 3–11.

[7] Foye, W. G., O. Vajragupta, S. K. Sengupta: DNA-Binding Specificity and RNA Polymerase Inhibitory Activity of Bis-(Aminoalkyl) Anthraquinones and Bis-(Methylthio) Vinylquinone Iodides. J. Pharm. Sci. **71** (1982) 253–257.

[8] Lown, J. W. et al.: Interactions of the Antitumor Agents, Mitoxantrone and Bisantrene, with Deoxyribonucleic Acids Studied by Electron Microscopy. Mol. Pharmacol. **25** (1984) 178–184.

[9] Bowden, G. T. et al.: Comparative Molecular Pharmacology in Leukemic L1210 Cells of the Anthracene Anticancer Drugs Mitoxantrone and Bisantrene. Cancer Res. **45** (1985) 3510–3516.

[10] Alberts, D. S. et al.: Phase I Clinical Trial of Mitoxantrone: A New Anthracenedione Anticancer Drug. Cancer Chemother. Pharmacol. **5** (1980) 11–15.

[11] Von Hoff, D. D. et al.: Phase I Clinical Investigation of 1,4-dihydroxy-5,8-bis)))2-))2-hydroxyethyl) amino) ethyl) amino)))-9,10 Anthracenedione. Cancer Res. **40** (1980) 1516–1518.

[12] Alberts, D. S. et al.: In Vitro Evaluation of Anticancer Drugs Against Ovarian Cancer at Concentrations Achievable by Intraperitoneal Administration. Semin. Oncol. **12** (1985) 38–42.

[13] Alberts, D. S. et al.: Disposition of Mitoxantrone in Cancer Patients. Cancer Res. **45** (1985) 1879–1884.

[14] Hilgers, R. D. et al.: Mitoxantrone in Epithelial Carcinoma of the Ovary: A Southwest Oncology Group Study. Amer. J. clin. Oncol. (CCT) **7** (1984) 499–501.

[15] Blackledge, G. et al.: Phase II Trial of Mitoxantrone in Ovarian Cancer. Proc. UICC Meeting, Budapest 1986.
[16] Dorr, R. T. et al.: Lack of Experimental Vesicant Activity for the Anticancer Agents Cisplatin, Melphalane and Mitoxantrone. Cancer Chemother. Pharmacol. **16** (1986) 91–94.
[17] Peng, Y. M. et al.: Improved High-Performance Liquid Chromatography of the New Antineoplastic Agents Bisantrene and Mitoxantrone. J. Chromat. **233** (1982) 235–247.

Intraperitoneale Chemotherapie: Grundlagen, pharmakokinetische Aspekte, Kathetertechniken und Behandlungsindikationen

T. Löffler

Die direkte Instillation von Zytostatika in die Peritonealhöhle erfolgt in der Absicht, lokal im Bereich der Tumormanifestation sehr hohe Zytostatikakonzentrationen zu erreichen, die mit einer systemischen Chemotherapie in den meisten Fällen nicht machbar sind. Diese hohen Konzentrationen entstehen, weil das Zytostatikum aus der Peritonealflüssigkeit direkt in die oberen Zellschichten einer Peritonealmetastase eindringt und über das Kapillarsystem des Tumors weitertransportiert wird. Ein weiterer Angriff erfolgt über die systemische Zirkulation (Abb. 1).

Die pharmakokinetischen Determinanten für die intraperitoneale Chemotherapie sind:

1. die intraperitoneale Clearance mit den Parametern
   - Substanzkonzentration im definierten Volumen
   - Molekulargewicht des Zytostatikums

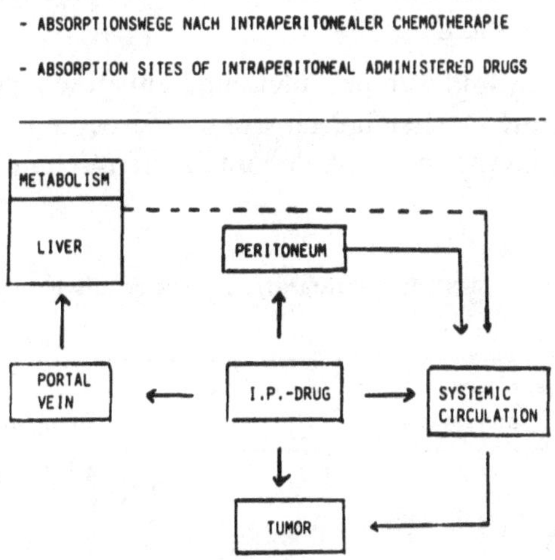

Abb. 1 Schematische Darstellung der Transportwege eines intraperitoneal verabreichten Zytostatikums.

Onkologisches Kolloquium 2

- Membrangängigkeit im Tumor und im Peritoneum (Absorption in die systemische Zirkulation)

2. die Tumorgewebekonzentration (ein Faktor, der bisher nur preliminär und experimentell bestimmt wurde)
3. die Gesamtkörper-Clearance mit den Parametern
   - Verteilungsvolumen
   - Zytostatikakonzentration
   - systemische Halbwertszeit

Ein Zytostatikum, das für die intraperitoneale Applikation vorgesehen ist, sollte bestimmte Substanzanforderungen erfüllen wie langsame intraperitoneale Clearance, um eine möglichst lange Kontaktzeit an der peritonealen Tumormembran zu erreichen. Die systemische Clearance sollte dagegen schnell ablaufen, um bei hohen intraperitonealen Konzentrationen eine periphere Kumulation und damit eine erhöhte systemische Toxizität zu vermeiden. Außerdem sind von entscheidender Bedeutung eine ausgeprägte Dosis-Wirkungs-Relation, eine große Eindringtiefe des Zytostatikums in die Tumormembran und eine minimale lokale Toxizität.

Es gibt z. Zt., wie erwähnt, nur sehr wenige Daten über Gewebespiegel nach intraperitonealer Chemotherapie. Tabelle 1 zeigt am Beispiel der Cisplatin-Therapie, daß in den äußeren Zellschichten nach i.p.-Therapie höhere Wirkspiegel erreicht werden, verglichen mit einer i.v.-Therapie.

Es ist jedoch noch sehr viel Arbeit erforderlich, um den Stellenwert einer Substanz an Hand der erreichbaren Gewebespiegel zu bestimmen.

Die Bedeutung des ebenfalls erwähnten Parameters Dosis-Wirkungs-Relation wird an Abbildung 2 noch einmal deutlich.

Eine intraperitoneale Dosissteigerung sollte immer auch eine entsprechende Erhöhung der Wirkung hervorrufen. Eine Dosissteigerung im waagerechten Teil der Kurve führt voraussichtlich nur zu einer höheren lokalen und systemischen Toxizität.

Tabelle 1 Platinkonzentrationen im Peritoneum nach intraperitonealer und systematischer Cisplatin-Therapie

Entfernung von der Peritonealoberfläche (mm)	Platinkonzentration (ppm) 120 mg/m² i. p.	90 mg/m² i. v.
1	11	5
2	–	3
3	14	7
4	3	3
5	4	6

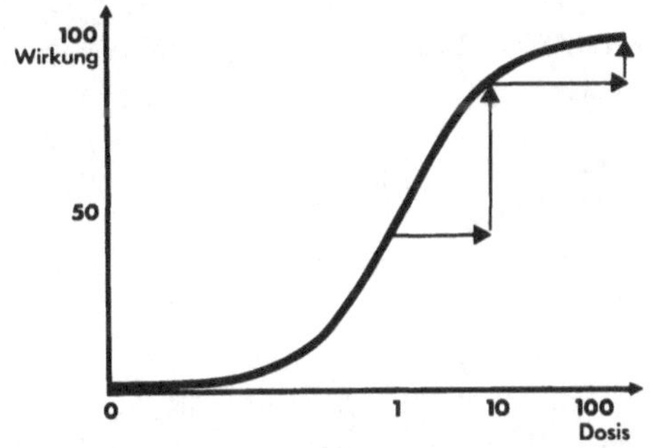

Abb. 2 Schematische Darstellung einer Dosis-Wirkungs-Relation.

Die Pharmakokinetik verschiedener intraperitoneal verabreichter Zytostatika zeigen die Abbildungen 3–5.

Die Peritonealkonzentration von Cisplatin nimmt im Anfang sehr schnell ab; sie ist jedoch über den gesamten Zeitraum deutlich höher als die Plasmakonzentration. Mitomycin C zeigt hohe Peritonealkonzentrationen über einen wesentlich längeren Zeitraum und – vergleichbar dem Cisplatin – nur sehr geringe Plasmakonzentration. Über die Pharmakokinetik von Mitoxantron nach intraperitonealer Gabe hat Ehninger schon berichtet (in dieser Publikation).

Mit 5-Fluorouracil kann man, wie Abbildung 5 zeigt, auch über Tage hohe peritoneale Konzentrationen aufrechterhalten bei gleichzeitig sehr niedrigen systemischen Spiegeln. In Tabelle 2 sind die AUC-Verhältnisse intraperitoneal/systemisch für einige Substanzen aufgelistet.

Eine wichtige Voraussetzung für eine intraperitoneale Applikation ist das Vermeiden einer lokalen Toxizität. Generell kann man davon ausgehen, daß alle

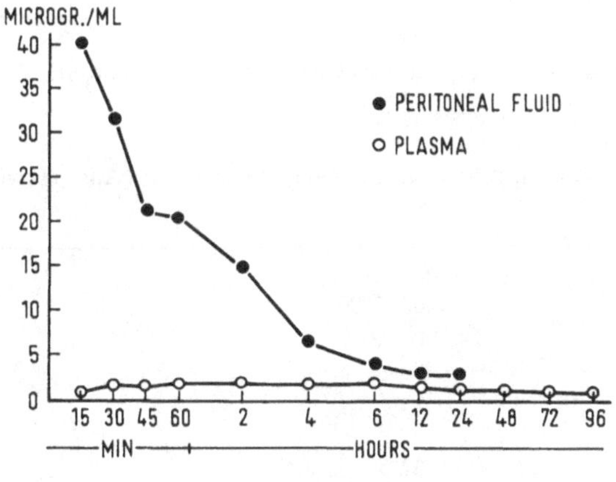

Abb. 3 Konzentrations-Zeit-Kurve nach intraperitonealer Gabe von Cisplatin (100 mg/m[2] in 2 l Flüssigkeit).

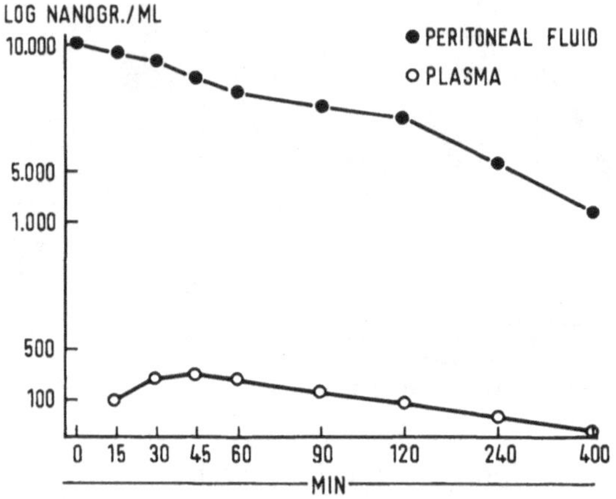

Abb. 4 Konzentrations-Zeit-Kurven nach intraperitonealer Gabe von Mitomycin C (20 mg/m^2).

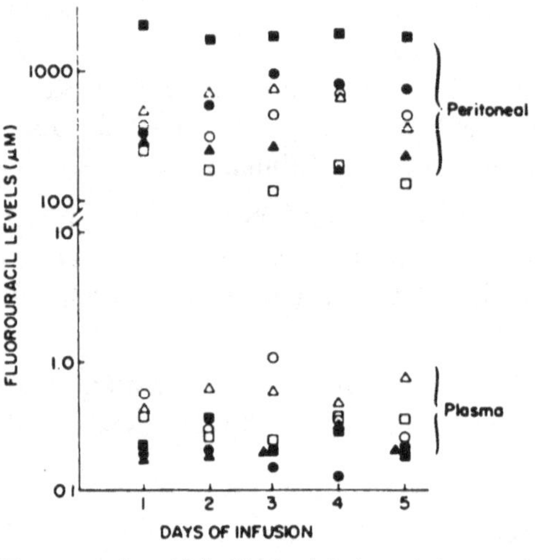

Abb. 5 Konzentrations-Zeit-Abhängigkeit nach intraperitonealer Gabe von 5-Fluorouracil.

Tabelle 2 AUC-Verhältnisse intraperitoneal/systemisch für einige Substanzen (Aus: Howell, S. et al.: ASCO 1986)

Mitoxantron	1600
Fluorouracil	400–2500
Cytosin-Arabinosid	300–1000
Adriamycin	400
Methotrexat	92
Melphalan	65
Mitomycin	32
Cisplatin	12

intraperitoneal verabreichten Substanzen dosisabhängig eine Toxizität aufweisen. Zum Beispiel wird bei Bleomycin Fieber beobachtet, bei Adriamycin, Mitomycin und 5-Fluorouracil kommt es zu einer sterilen Peritonitis; durch die gleichen Substanzen und auch durch Methotrexat kann es zu einer abdominellen Schmerzsymptomatik kommen, wobei man nicht eindeutig definieren kann, ob die Symptome durch die Zytostatika oder die große Flüssigkeitsmenge, die in den Bauch eingeleitet wird, hervorgerufen worden sind.

Von großer Wichtigkeit ist bei der intraperitonealen Chemotherapie das technische Vorgehen. Man kann zwei verschiedene Techniken anwenden, einmal einen perkutanen semipermanenten intraperitonealen Katheter, andererseits einen chirurgisch implantierten Katheter, mit einem subkutanen Port. Meiner Meinung nach sollte man immer einen semipermanenten Katheter bevorzugen, wenn die klinische Situation eine Laparotomie nicht erlaubt. Wir benutzen dazu einen Notdialyse-Katheter in Seldinger-Technik (Abb. 6).

Ist kein Aszites vorhanden, wird über eine Werres-Nadel CO_2 infundiert, um eine Perforation von intraabdominellen Strukturen zu vermeiden. Bei beginnendem Aszites wird über die Punktionskanüle der Seldinger-Draht eingeführt (Abb. 7) und in typischer Weise der Katheter vorgeschoben und unter sterilen Bedingungen fixiert (Abb. 8).

Es gibt verschiedene Kathetersysteme. Abbildung 9 zeigt einen Tenckhoff-Katheter mit einem subkutanen Einspritzport.

Der Katheter ist relativ großvolumig und verfügt über mehrere seitliche Öffnungen; dadurch kann innerhalb kurzer Zeit sowohl Aszites abgelassen, eine Spülung

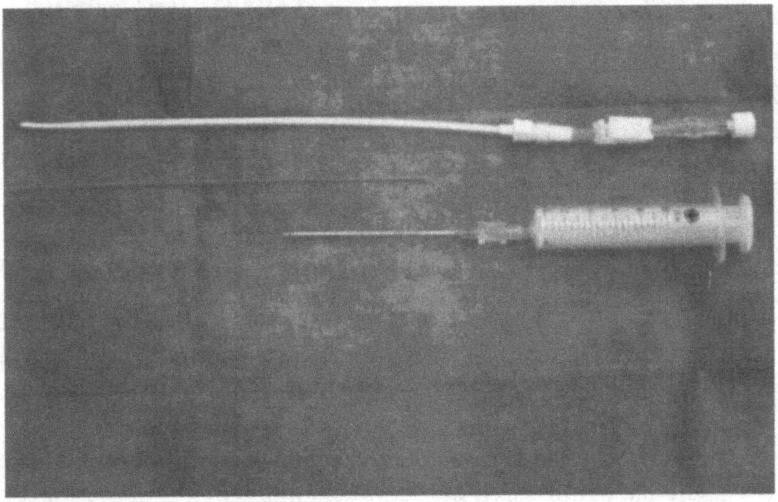

Abb. 6 Notdialyse-Katheter.

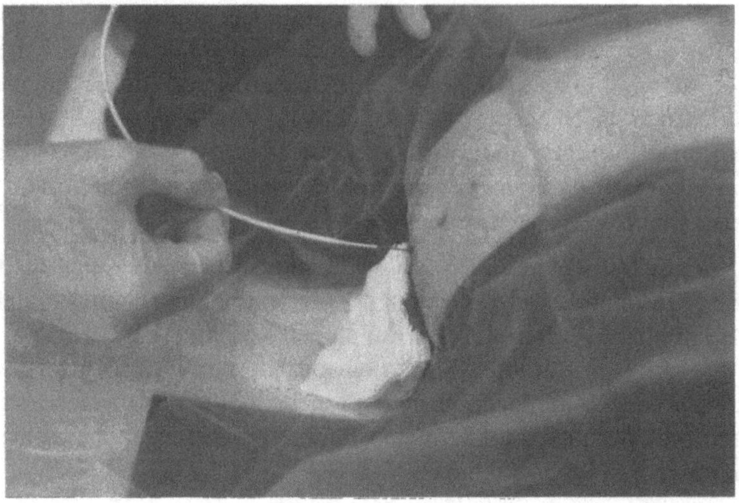

Abb. 7 Einführen des Katheters in Seldinger-Technik.

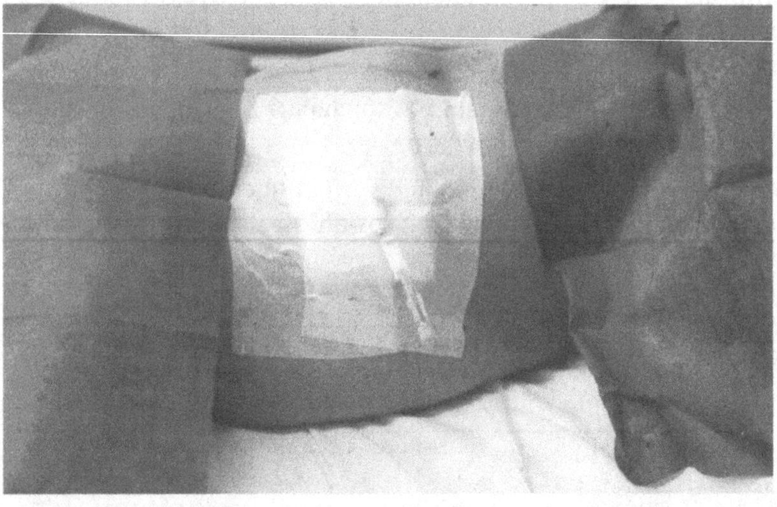

Abb. 8 Fixieren des Katheters unter sterilen Bedingungen.

durchgeführt (eiweißfreies Abdomen) wie auch das Peritonealvolumen gefüllt werden. Da die Gefahr besteht, daß die Katheteröffnungen durch intraperitoneale Strukturen verlegt werden, hat man bei einer Weiterentwicklung die Öffnungen durch Distanzringe geschützt (Abb. 10).

Mögliche Komplikationen sind neben dem Verlegen der Katheteröffnungen, wodurch das System dann nur noch als Einwegsystem funktioniert, die ebenfalls schon erwähnte Möglichkeit intraabdomineller Perforationen und bei nicht sach-

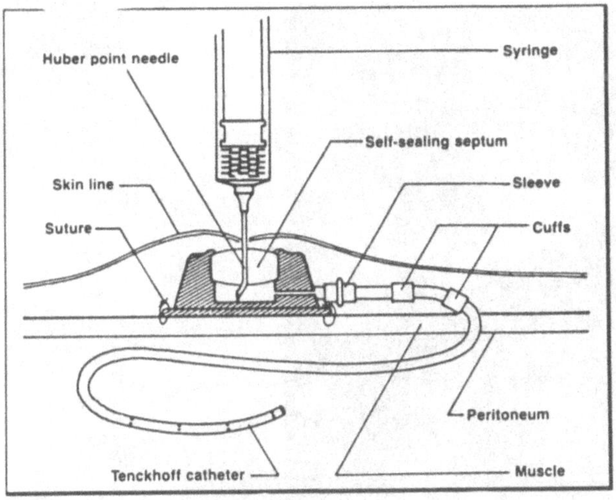

Abb. 9 Schematische Darstellung eines Tenckhoff-Katheters.

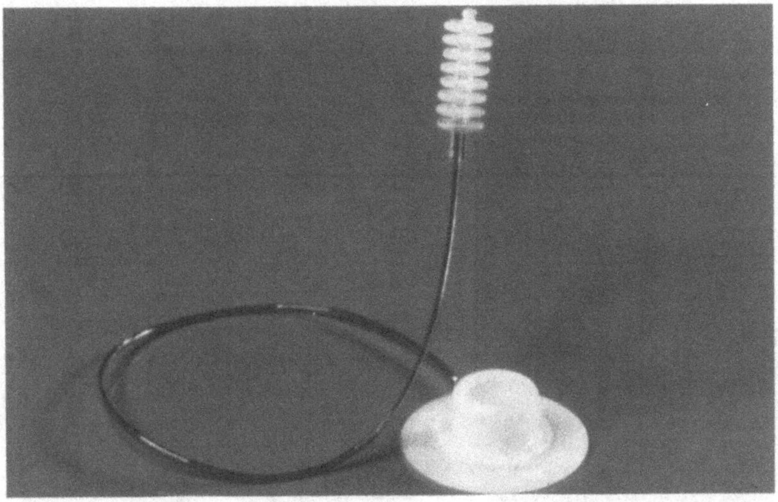

Abb. 10 Katheter mit Distanzringen.

gerechter Handhabung Infektionen. In seltenen Fällen kann es auch zu einer Sepsis kommen.

Eine effektive lokale Chemotherapie setzt die Überprüfung der freien Durchgängigkeit des Peritoneums voraus und, was ebenfalls wichtig ist, um eine möglichst große Eiweißfreiheit zu erreichen, das schon erwähnte Ablassen von vorhandenem Aszites und die Spülung des Abdominalraums mit einer physiologischen Kochsalzlösung.

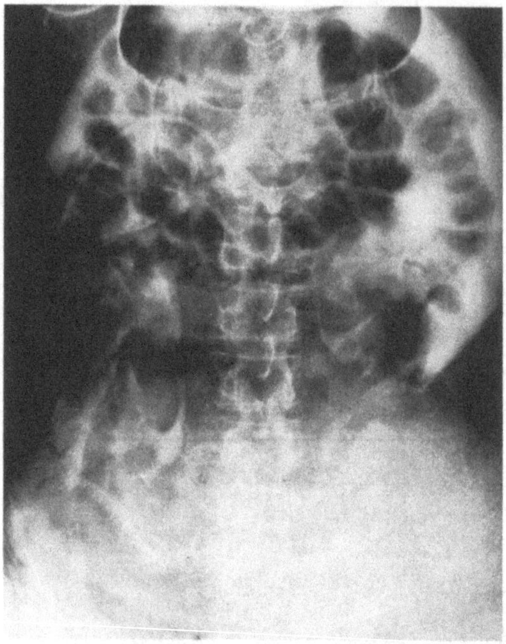

Abb. 11 Röntgenaufnahme im Stehen; Kontrastmittel im unteren Bereich verteilt.

Die freie Durchgängigkeit kann röntgenologisch verifiziert werden nach Instillation eines Kontrastmittels (250 ml Telebrix® 400 in 1500 ml NaCl 0,9%) und Aufnahmen in Rechts- und Linkslage, a–p, Kopf-Tieflage und im Stehen (Abb. 11 u. 12).

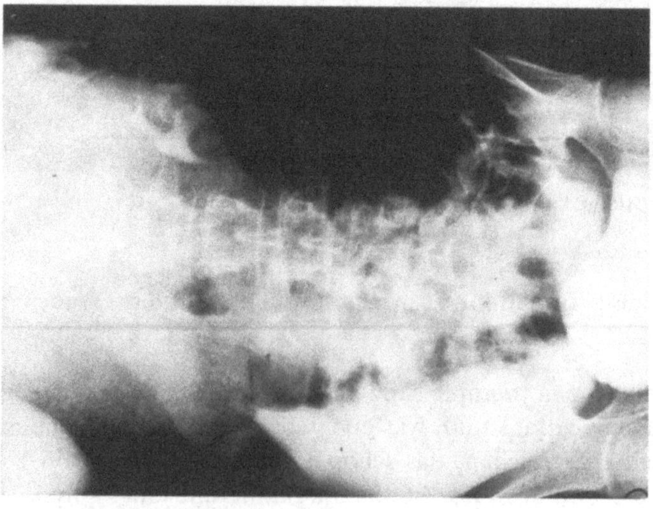

Abb. 12 Röntgenaufnahme in Rechtslage; Kontrastmittel in die seitliche Körperregion.

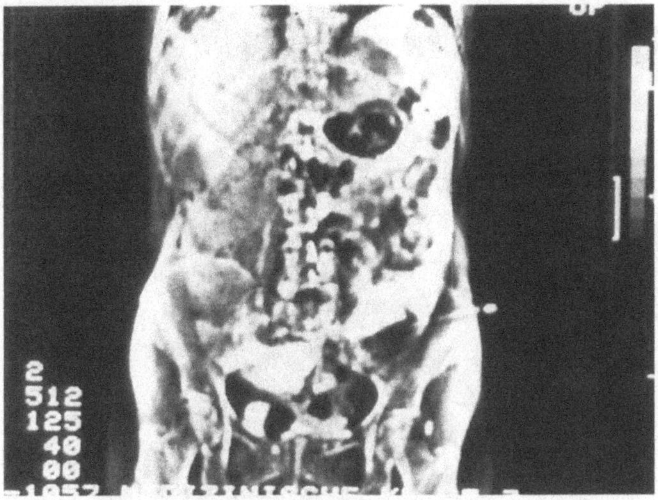

Abb. 13 CT bei einer Patientin mit gekammertem Peritoneum; Kontrastmittel linksseitig konzentriert (250 ml Telebrix® 300 in 1500 ml NaCl 0,9%).

Bei durchgängigem Peritoneum wird eine Verteilung des Kontrastmittels in den jeweils tiefsten Teil des Peritoneums beobachtet. Eine elegantere Methode ist die Computertomographie. Schon wenige Schichten durch das Abdomen gelegt liefern eine Vorausinformation über die regelrechte Verteilung des Kontrastmittels. Abbildung 13 zeigt eine linksseitige Verteilung durch ein gekammertes Peritoneum.

Erst durch eine Punktion konnte eine vollkommene Perfusion des gesamten Abdomens erreicht werden (Abb. 14).

Die Computertomographie ist eine schnelle Methode – die Aufnahmen dauern nur 5–10 Minuten, die die Patienten nicht sehr belasten, aber eine sehr sichere Aussage über die Möglichkeit einer freien Verteilung im Peritoneum erlauben.

Um alle Strukturen im Peritoneum bei einer lokalen Chemotherapie zu erreichen, muß die applizierte Flüssigkeitsmenge ausreichend hoch sein. Je nach Körperkonstitution sind 1500–2000 ml notwendig. Das kann zwar über einige Stunden zu einem Spannungsgefühl führen, dieses verschwindet aber meistens nach relativ kurzer Zeit. Als klinisch experimentelle Indikationen für die intraperitoneale Chemotherapie können heute gelten:

- progredientes, peritoneal metastasiertes Ovarial-Ca, refraktär *nach* systemischer Chemotherapie
- Ovarial-Ca mit relativ kleiner Tumorrestmenge bei „second-look“-OP *nach* systemischer Chemotherapie

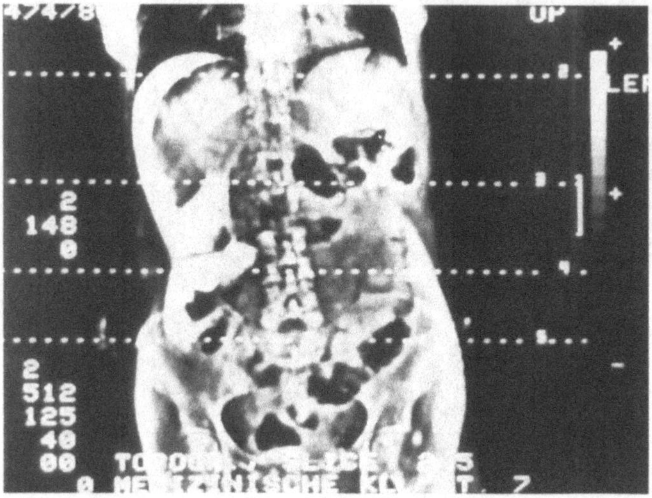

Abb. 14 CT bei der gleichen Patientin nach Perfusion; Gleichverteilung des Kontrastmittels.

- progrediente kleinknotige und symptomatische Peritonealcarcinose von Mamma- und Gastrointestinaltumoren *nach* systemischer Chemotherapie
- Palliation von refraktärem Aszites verschiedener Tumoren
- peritoneales Mesotheliom mit klinischer Symptomatik.

Aus dem bisher Gesagten ergeben sich für die intraperitoneale Chemotherapie die folgenden Schlußfolgerungen: Es handelt sich zum gegenwärtigen Zeitpunkt noch um eine klinisch-experimentelle Therapiemodalität, die als palliativer Therapieansatz nach Versagen der systemischen Chemotherapie angezeigt ist. Das Therapiedesign ist auf die lokale und systemische Pharmakokinetik der Substanz aufzubauen.

In Zukunft sind auf jeden Fall weitere Studien intraperitoneal vs. systemisch notwendig, um die Wertigkeit der lokalen Chemotherapie zu bestimmen.

Intraperitoneale Mitoxantron-Applikation beim progredienten Ovarialkarzinom mit Aszitesbildung

M. Kaufmann, H. Schmid, F. Kubli

Zusammenfassung

Bei 16 Patientinnen mit progredientem Ovarialkarzinom und rezidivierender Aszitesbildung nach mehrfacher operativer, radiologischer und vor allem zytotoxischer Vorbehandlung wurde Mitoxantron als palliative Therapiemöglichkeit intraperitoneal appliziert.

Die beobachtete Wirkung (reduzierte Punktionsfrequenz und Aszitesmenge bis zum Sistieren) war bei den massiv vorbehandelten Patientinnen dosisabhängig. Die subjektiven und objektiven Nebenwirkungen waren lokal und systemisch gering und leicht kontrollierbar.

Mitoxantron erwies sich damit bei der intraperitonealen Applikation als ein wirksames Zytostatikum, das zur objektiven und subjektiven Verbesserung der Lebensqualität von Patientinnen mit rezidivierendem Aszites beim progredienten Ovarialkarzinom beitrug.

Einleitung

Die Behandlung des rezidivierenden Aszites, vor allem beim progredienten Ovarialkarzinom, stellt in der Onkologie immer noch ein großes Problem dar [9]. Seit vielen Jahren gibt es die Idee und bereits verschiedene Untersuchungen zur lokalen Therapie des – primär im Abdominalraum – metastasierenden Ovarialkarzinoms. Dazu gehört auch die intraperitoneale Therapie des malignombedingten Aszites [2, 5, 6, 10, 12, 14]. Palliative Maßnahmen beim progredienten Ovarialkarzinom mit Aszitesbildung sind nur in beschränktem Umfang möglich. Häufig ist das Krankheitsgeschehen mit tumorbedingter Kachexie und enormer psychischer Belastung verbunden [8].

Bei Patientinnen mit rezidivierender Aszitesbildung beim progredierten Ovarialkarzinom soll in dieser Untersuchung deshalb die Effektivität einer intraperitonealen Mitoxantron-Applikation analysiert werden. Da diese Patientinnen mehr-

Onkologisches Kolloquium 2

fach vorbehandelt wurden und da keine sonstigen palliativen Therapiemöglichkeiten vorhanden waren, bot sich eine intraperitoneale Zytostatikagabe an.

Im einzelnen sollen hier folgende Ziele angestrebt werden:

1. Lokale Wirkung von Mitoxantron bei verringerter systemischer Nebenwirkung,
2. Reduktion von Eiweiß-, Elektrolyt- und Flüssigkeitsverlust aufgrund seltener Funktionen,
3. Verringerung der Schmerzsymptomatik und der psychischen Belastung durch reduzierte Aszitesbildung.

Material und Methode

Patienten

In die Untersuchung konnten 16 Patientinnen mit progredientem epithelialem Ovarialkarzinom und rezidivierender Aszitesbildung mit zytologisch nachgewiesenen Tumorzellen einbezogen werden. Das durchschnittliche Alter der Patientinnen bei Beginn der intraperitonealen Therapie betrug 59 (39 bis 78) Jahre. Der Karnofsky-Index vor Beginn der i.p.-Therapie betrug durchschnittlich 50% (30 bis 90%). Bis zum Einsatz der intraperitonealen Mitoxantron-Therapie vergingen ab dem Zeitpunkt der Primäroperation im Durchschnitt 16,8 (10 bis 32) Monate. Eine Charakterisierung der behandelten Patientinnen zusammen mit der primären Tumorausgangssituation und den verschiedenen Therapieverfahren ist in Tabelle 1 aufgelistet.

Bei 9 Patientinnen handelte es sich primär um ein Stadium FIGO III und bei 7 Frauen um ein Stadium IV. Ein postoperativer Tumorrest war in 7 Fällen noch vorhanden. Bei 15 Patientinnen wurden postoperativ durchschnittlich 7 (2–12) Cisplatin-haltige Chemotherapiezyklen appliziert. In einem Fall bestand die Chemotherapie aus einer Cyclophosphamid-Monotherapie. Bei 7 Frauen wurde aufgrund einer klinischen und paraklinischen Vollremission bzw. bei fehlendem Tumornachweis eine Second-Look-Laparotomie mit anschließender Strahlentherapie (6 Patientinnen) durchgeführt. Vor Einsatz der intraperitonealen Chemotherapie bekamen 9 Frauen eine Chemotherapie 2. Wahl, und in 2 Fällen wurden vor Einsatz der lokalen Mitoxantron-Chemotherapie andere Zytostatika intraperitoneal appliziert (Cisplatin 80 mg für 6 Stunden bei 2 Patientinnen; Epirubicin 60 mg für 6 Stunden bei 1 Patientin und Fluorouracil 900 mg für 6 Stunden bei 1 Patientin). Das Zeitintervall dieser intraperitonealen Vortherapie bis zu ersten lokalen Mitoxantron-Applikation betrug für die mit Cisplatin behandelten Patientinnen 3 bis 7 Wochen, für die mit Epirubicin therapierten Frauen 6 und für Fluorouracil 2 Wochen.

Tabelle 1 Patienten-Charakterisierung und Therapie vor Einsatz der i. p. Mitoxantron-Behandlung bei 16 Patientinnen mit progredientem Ovarialkarzinom und Aszitesbildung

	Zahl der Patienten
FIGO-Stadium: III	9
IV	7
Metastasen: Leber	4
Leber, Pleura	3
Primäroperation:	16
Postoperativer Resttumor > 2 cm	7
< 2 cm	8
Mikroskopischer Resttumor	1
Primäre postoperative Chemotherapie:	
Cisplatin-Kombinationen	15
CAP	9
CP	5
AP	1
Cyclophosphamid	1
Second-Look-Operation (SLOP):	7
Postoperativer Resttumor > 2 cm	3
< 2 cm	2
NED	2
Strahlentherapie nach SLOP:	6
Open-Field-Abdomen (45 + 23 Gy)	4
Kleines Becken (50 Gy)	2
Second-Line-Chemotherapie:	9
VP 16/Ifosfamid	3
Alkylantien-Monotherapie	6
i. p.-Chemotherapie	2
Cisplatin	2
Epirubicin	1
5-Fluorouracil	1

Die erzielten Behandlungsergebnisse für die Cisplatin-Polychemotherapie ergaben 2 komplette und 10 partielle Remissionen, 2mal No-Change-Verhalten und 1 Progression. Mit Hilfe der Cyclophosphamid-Monotherapie konnte eine No-Change-Situation erzielt werden. Die Chemotherapie 2. Wahl mit VP 16 und Ifosfamid erzielte bei 3 Fällen eine partielle Remission. Eine Alkylantien-Monochemotherapie im Anschluß an die Second-Line-Chemotherapie ergab 2mal ein No-Change-Verhalten bei insgesamt 6 Patientinnen.

Methode

Das methodische Vorgehen der intraperitonealen Zytostatikaapplikation bei rezidivierender Aszitesbildung ist schematisch in Tabelle 2 dargestellt. Zur perkutanen Punktion wurden Cystofix-Einmalkatheter verwandt. Zur Vermeidung unspezifischer Proteinbindungen des eingesetzten Medikamentes erfolgten mehrfache Spülungen. Das instillierte Medikament wurde bei jeder Patientin über 6 Stunden belassen. Nach dem Eingriff erfolgten routinemäßige Laborkontrollen.

Tabelle 2 Vorgehen bei der intraperitonealen Chemotherapieapplikation bei rezidivierender Aszitesbildung

1. Perkutane Punktion mittels Katheter* (Lokalanästhesie)
2. Aszites total ablassen
3. Mehrfache Spühlung der Peritonealhöhle mit ca. 4000 ml 0,9% NaCl
4. Instillation von 10–30 mg Mitoxantron (verdünnt in 1000 ml 0,9% NaCl)
5. Wechsellagerung der Patientin über 6 Std.
6. Künstlichen Aszites total ablassen
7. Erneute Spülung der Peritonealhöhle
8. Beobachtung der Patientin über 48 Stunden
9. Routinemäßige Laborkontrollen (BB, HK; Elektrolyte, Eiweiß)
Peritonealszintigraphie zur Verteilungsprüfung:
Instillation von 1000 ml 0,9% NaCl mit 2 mCi 99^m Tc-Tesulid

* Cystofix® (Fa. Braun Melsungen AG)

Bei 6 Patientinnen mit bekanntem bzw. ultrasonographisch nachgewiesenem Verwachsungsbauch wurde zur Verteilungsprüfung eine Peritonealszintigraphie mit 99^m Tc-Tesulid vorgenommen.*

Zur gleichmäßigen Verteilung des Zytostatikums erfolgte eine Wechsellagerung der Patientinnen über den gesamten Zeitraum der Medikamentinstillation.

Ergebnisse

Bei 16 Frauen konnten insgesamt 36 Mitoxantron-Applikationen durchgeführt werden. Die durchschnittliche Anzahl der intraperitonealen Gaben betrug 2,2mal pro Patient. Es wurden durchschnittlich 22,6 mg Mitoxantron-Einzeldosen appli-

* Für die Durchführung der Szintigraphie danken wir Herrn Dr. Bihl, Univ.-Strahlenklinik, Abt. Radio-Diagnostik, Heidelberg.

Tabelle 3 Punktionshäufigkeit und gemessene Aszitesmenge vor und nach wiederholter intraperitonealer Mitoxantron-Applikation

	vor i. p.-Gabe	*nach* 1. Gabe	2. Gabe	3. Gabe
Dauer Aszitesbildung bis Punktion (Wochen)	0,5–6,0	1–16,0	2,0–8,0	0
durchschnittlich	2,0	3,0	3,5	0
Anzahl der Punktionen	2–8	1–2	1–2	0
durchschnittlich	4,0	1,5	1,5	0
Aszitesmenge (Liter) pro Punktion	1,5–5	0,5–4	0,5–4	0
durchschnittlich	3,6	2,4	2,0	0

ziert. Die jeweils einzeln applizierten Dosen betrugen 10 bis 30 mg. Die durchschnittliche Gesamtdosis pro Patient lag bei 50 mg.

Tabelle 3 zeigt die Punktionshäufigkeit und die jeweils gewonnene Aszitesmenge vor und nach wiederholter intraperitonealer Mitoxantron-Gabe. Unter der Mitoxantron-Therapie zeigte sich eine deutliche Reduktion der Ascitesbildung bis zum klinisch und ultrasonographisch nachgewiesenen völligen Sistieren des Aszites nach der 3. Gabe. Dabei zeigten sich verlängerte Punktionsintervalle von durchschnittlich 2 bis 3,5 Wochen nach der 2. Gabe und eine Abnahme der Anzahl der Punktionen von durchschnittlich 4 auf 1,5 pro Woche. Außerdem konnte die gewonnene Aszitesmenge von durchschnittlich 3,6 l vor der Punktion auf 0 nach der 3. Punktion gesenkt werden. Die jeweilige Anzahl der Patientinnen und die entsprechenden Mitoxantron-Einzeldosen, die bis zum Sistieren der Aszitesbildung notwendig waren, gibt Tabelle 4 wieder.

Tabelle 4 Dosierung und Häufigkeit der intraperitonealen Mitoxantron-Applikation bis zum Sistieren der Aszitesbildung bei 16 Patientinnen

	Applikationen		
n	1. Gabe (mg)	2. Gabe (mg)	3. Gabe (mg)
2	10	10	–
2	10	10	30
2	20	–	–
2	20	20	–
2	20	20	30
4	30	30	–
2	30	30	30
Gesamt: 16	16	14	6
Durchschnittl. Gesamtdosis (mg)	21	21	30

Es wird hier ein deutlicher Zusammenhang zwischen der applizierten Dosis und dem Sistieren der Aszitesbildung sichtbar. In 4 Fällen konnte erst nach 30 mg Mitoxantron-Einzelgabe dieser Erfolg erreicht werden. Im untersuchten Kollektiv überlebten die Patientinnen durchschnittlich 20,4 (13 bis 52) Monate. In Tabelle 5 ist das Überleben nach Beginn der intraperitonealen Mitoxantron-Therapie in Abhängigkeit von Dosis und Applikkationshäufigkeit wiedergegeben. Die durchschnittliche Überlebenszeit ab der i.p.-Therapie betrug 3,6 Monate. Dabei zeigte sich eine deutliche Beziehung zwischen der Menge der applizierten Dosis und dem Überleben.

Der durchschnittliche Verlust von Gesamtprotein, Kalium und Magnesium pro Aszitespunktion unter der intraperitonealen Therapie ist in Tabelle 6 dargestellt. Im einzelnen kam es zu einer deutlichen Senkung des Gesamtprotein-, Kalium- und Magnesiumverlustes, der mit dem reduzierten Flüssigkeitsverlust einherging.

Die beobachteten Nebenwirkungen unter der intraperitonealen Mitoxantron-Therapie bei insgesamt 36 Applikationen waren überraschend gering. Bei 5 Patientinnen, die Mitoxantron-Einzeldosen von 30 mg erhielten, führten wir antiemetische und analgetische Interventionstherapien durch mit Alizaprid (Vergentan®), 6 × 50 mg i.v. über 24 Stunden, und Baralgin®, 3 × 5 ml i.v., ebenfalls

Tabelle 5 Überleben nach Beginn der intraperitonealen Therapie in Abhängigkeit von der applizierten Mitoxantron-Dosis und Häufigkeit der Applikation

Dosis (mg)/Patient			Durchschnittliche Überlebenszeit (Monate)
1. Gabe	2. Gabe	3. Gabe	
10/4	10/4	30/2	2,8
20/6	20/4	30/2	3,7
30/6	30/6	30/2	4,1
Gesamtzahl der Patienten: 16			3,6

Tabelle 6 Durchschnittlicher Verlust von Gesamtprotein, Kalium (K^+) und Magnesium (Mg^{++}) pro Aszitespunktion unter intraperitonealer Mitoxantron-Applikation

	vor i. p.-Gabe	1. i. p.-Gabe	*nach* 2. i. p.-Gabe	3. i. p.-Gabe
Gesamtprotein (g)	185	110	95	–
K^+ (mmol)	14,6	9,9	8,6	–
Mg^{++} (mmol)	7,2	5,0	4,1	–
Flüssigkeit (l)	3,6	2,4	2,0	–

über 24 Stunden. Bei allen anderen Patientinnen wurden keine spezifischen supportiven Maßnahmen vorgenommen. Tabelle 7 zeigt im einzelnen die registrierten subjektiven und objektiven Nebenwirkungen. Beeinträchtigungen bei Einzeldosen von 10 mg beobachteten wir nur 2mal. Bei applizierten Einzeldosen von 30 mg konnte 18mal eine peritoneale Reizerscheinung registriert werden, wobei Brennen bzw. Stechen im Abdominalraum im Vordergrund standen. Zu einem medikamentös bedingten Subileus kam es nur in einem Fall. Übelkeit, Erbrechen und Durchfall wurden selten beobachtet. Eine Verschlechterung der hämatologischen Werte um einen Grad, entsprechend der WHO-Einteilung [17], stellten wir bei einer Einzeldosis von 20 mg einmal und bei einer Einzeldosis von 30 mg zweimal fest. Die Nebenwirkungen dauerten nicht länger als 48 Stunden.

Tabelle 7 Nebenwirkungen der intraperitonealen Mitoxantron-Therapie bei 16 Patientinnen und insgesamt 36 Applikationen

	Einzeldosis		
Nebenwirkungen	10 mg n = 8	20 mg n = 10	30 mg n = 18
Peritonitis	0	0	0
Peritoneale Reizerscheinung	0	7	18
– Brennen/Stechen	1	7	18
– Krämpfe	0	1	3
– Schmerzen	0	1	2
Ileus/Subileus	0	0	1
Übelkeit	1	0	8
Erbrechen	0	0	2
Durchfall	0	1	2
Hämatotoxizität Verschlechterung um 1 WHO-Grad (17)	0	1	2
Dauer (Std.) der Nebenwirkungen		< 48	

In nur einem Fall mußte die intraperitoneale Punktion wiederholt werden, da es zu einem Verstopfen des Einmalkatheters bei dickflüssigem Aszites kam.

Die hämatologische Toxizität (Leukozyten) unter den 36 Mitoxantron-Gaben zeigt Tabelle 8. Ein Grad 4 wurde nie und ein Grad 0 wurde 21mal registriert. Die beobachtete hämatologische Toxizität war somit selbst bei einer schlechten Ausgangssituation gering. Schwerwiegende oder gar tödliche Komplikationen ergaben sich in keinem Fall.

Tabelle 8 Nebenwirkungen: hämatologische Toxizität (Leukozyten) unter der intraperitonealen Mitoxantron-Therapie bei 16 Patientinnen und 36 Applikationen

WHO-Grad (17)	*vor* 1. i. p.-Gabe	*nach* 1. i. p.-Gabe	2. i. p.-Gabe	3. i. p.-Gabe
0	7	6	5	3
1	4	5	4	1
2	2	2	2	0
3	3	3	3	2
4	0	0	0	0
Gesamtzahl der Patienten	16	16	14	6

Diskussion

Die intraperitoneale Chemotherapie stößt beim Ovarialkarzinom in zunehmendem Maße auf besonderes Interesse, da sich dieses Malignom primär im Abdominalraum ausbreitet. Die meisten Untersuchungen einer primären bzw. sekundären intraperitonealen Zytostatikumgabe liegen bisher für Cisplatin vor. Im Tiermodell scheint die intraperitoneale Cisplatin-Gabe im Vergleich zur intravenösen Applikation sogar effektiver [16]. Ziel aller lokalen Zytostatikaapplikationen ist es, eine möglichst hohe Wirkstoffkonzentration in kurzer Zeit über eine lange Dauer (hohes Konzentrations-Zeit-Produkt) zu erreichen, ohne daß es zu einer Zunahme bekannter systemischer Nebenwirkungen des Medikaments kommt.

Bei den hier untersuchten Patientinnen wurde primär in 15 von 16 Fällen eine Cisplatin-haltige Chemotherapie eingesetzt. Im Anschluß daran folgten weitere operative (Second-Look-Laparotomie), radiologische und/oder weitere Chemotherapieschritte. Zur palliativen Therapie eines rezidivierenden Aszites bot sich deshalb als Zytostatikum Mitoxantron an, da in keinem Fall eine Vortherapie mit diesem Medikament erfolgt war. Erste In-vitro-Untersuchungen lassen die Vorteile einer intraperitonealen Applikation erkennen [1].

Über die Effektivität der intraperitonealen Cisplatin-Chemotherapie berichten viele Autoren [3, 5, 6, 10, 11, 12]. Die erzielten Erfolge einer intraperitonealen Chemotherapie waren am besten, wenn die zu behandelnden Tumormassen am kleinsten waren. Es existieren allerdings noch wenig Daten über die Diffusion und Penetrationstiefe verschiedener intraperitoneal angewandter Zytostatika. Vorgenommene Spiegelbestimmungen zeigen dabei, daß die Variabilität der gefundenen Medikamentkonzentration vor allem durch die Tumormasse und durch die Proteinbindung im Aszites bedingt ist. In unseren Untersuchungen wurde deshalb einerseits eine möglichst vollständige Aszitesentleerung durch multiple Waschungen und andererseits eine möglichst gleichmäßige Medikamentverteilung angestrebt. Dazu wurde Mitoxantron in einem Volumen von 1000 ml aufgelöst und instilliert.

Mit der hier gezeigten sehr einfachen Applikationsweise eines Zytostatikums bei massiv vorbehandelten Patientinnen mit progredientem Ovarialkarzinom konnte der malignombedingte Aszites in allen 16 untersuchten Fällen zum Sistieren gebracht werden, wobei eine dosisabhängige Wirkung zu verzeichnen war. Die beobachteten Nebenwirkungen waren lokal und vor allem auch systemisch gering. Therapiebedingte Adhäsionen, von denen Markman et al. [13] berichteten, waren beim Einsatz von Mitoxantron bisher nicht zu finden.

Durch die Anwendung von einfach zu handhabenden Einmalkathetern ergaben sich keine Komplikationen. Dagegen finden sich in der Literatur häufige Katheterkomplikationen bei Langzeitliegedauer. Runowicz et al. [15] berichteten über weniger Komplikationen bei Anwendung eines Einmalkatheters im Vergleich z. B. zum Tenckhoff-Katheter. Die Komplikationsraten von peritoneal-venösen Shunts scheinen hier vergleichsweise am größten zu sein [4].

Die bei unserem Kollektiv erzielten erfolgversprechenden Ergebnisse mit einer intraperitonealen Mitoxantron-Therapie können Ansatzpunkte weiterer Untersuchungen sein. Dazu gehört der Einsatz dieser Substanz als adjuvante Therapie bei sogenannten „high-risk"-Patientinnen mit Ovarialkarzinomen früher Stadien oder die intraperitoneale Gabe von Mitoxantron als mögliche Erhaltungstherapie bei histologisch nachgewiesener Tumorfreiheit im Rahmen einer Second-Look-Laparotomie. Neben Spiegelbestimmungen zur Optimierung der individuellen Dosisfindung im Rahmen von pharmakokinetischen und pharmakodynamischen Untersuchungen scheint der In-vitro-Chemosensibilitätstestung [7] eine große Bedeutung zuzukommen. Direkte In-vitro-/In-vivo-Konzentrationsvergleiche scheinen bei der regionalen Chemotherapie zur Sensibilitätsvoraussage erfolgversprechender zu sein als vergleichsweise bei einer systemisch durchgeführten Chemotherapie. Weitere Untersuchungen sollten vor allem den Vergleich der Wirksamkeit von Mitoxantron mit anderen i. p.-applizierten Zytostatika vornehmen. Ferner sind in Zukunft Studien, die die Kombination lokal und systemisch applizierter Zytostatika überprüfen, gerade beim Ovarialkarzinom notwendig, um eine mögliche Verbesserung der Überlebensraten zu erzielen.

Literatur

[1] Alberts, D. S. et al.: In Vitro Evaluation of Anticancer Drugs Against Ovarian Cancer at Concentrations Achievable by Intraperitoneal Administration. Semin. Oncol. **XII** [Suppl. 4] (1985) 38–42.

[2] Bitran, J. D.: Intraperitoneal Bleomycin. Pharmacokinetics and Results of a Phase II Trial. Cancer **56** (1985) 2420–2423.

[3] Ehninger, G. et al.: Die Therapie der Peritonealkarzinose mit intraperitonealer Gabe von cis-Diaminodichloroplatin und systemischer Natriumthiosulfatprotektion. Klinische Ergebnisse einer Pilotstudie und Pharmakokinetik. Onkologie **8** (1985) 202–206.

[4] Gough, I. R.: Control of Malignant Ascites by Peritoneovenous Shunting. Cancer **54** (1984) 2226–2230.

[5] Howell, S. B. et al.: Intraperitoneal Cisplatin with Systemic Thiosulfate Protection. Ann. intern. Med. **97** (1982) 845–851.

[6] Jones, R. B. et al.: High Volume Intraperitoneal Chemotherapie („Belly Bath") for Ovarian Cancer. Cancer Chemother. Pharmacol. **1** (1978) 161–166.

[7] Kaufmann, M., F. Kubli: Gegenwärtiger Stand der Chemosensibilitätstestung von Tumoren. Dtsch. med. Wochenschr. **108** (1983) 150–154.

[8] Kaufmann, M.: Allgemeinbetreuung und operative Therapie bei progredientem oder rezidivierendem Ovarialkarzinom. Onkologie **8** (1985) 403–409.

[9] Lacy, J. H., T. J. Wieman, E. H. Shively: Management of Malignant Ascites. Surg. Gynec. Obstet. **159** (1984) 397–412.

[10] Lopez, J. A. et al.: Clinical Pharmacology of Intraperitoneal Cisplatin. Gynec. Oncol. **20** (1985) 1–9.

[11] Markman, M. et al.: High-Dose Intracavitary Cisplatin with Intravenous Thiosulfate. Cancer **56** (1985) 2364–2368.

[12] Markman, M. et al.: Intraperitoneal Chemotherapy with High-Dose Cisplatin and Cytosine Arabinoside for Refractory Ovarian Carcinoma and Other Malignancies Principally Involving the Peritoneal Cavity. J. clin. Oncol. **3** (1985) 925–931.

[13] Markman, M. et al.: Complications of Extensive Adhesion Formation after Intraperitoneal Chemotherapy. Surg. Gynec. Obstet. **162** (1986) 445–448.

[14] v. Oosterom, A. T. et al.: Intraperitoneal Chemotherapy with Mitomycin C in Resistant Ovarian Cancer. UICC Congress, Abstr. 3217, Budapest 1986.

[15] Runowicz, C. D. et al.: Catheter Complications Associated with Intraperitoneal Chemotherapy-Gynec. Oncol. **24** (1986) 41–50.

[16] Sekiya, S., H. Iwasawa, H. Takamizawa: Comparison of the Intraperitoneal and Intraveneous Cisplatin Administration in an Advanced Ovarian Cancer of the Rat. Amer. J. Obstet. Gynec. **153** (1985) 106–111.

[17] WHO: WHO Handbook for Reporting Results of Cancer Treatment. Govi-Verlag, Eschborn 1979.

Intrapleurale Applikation von Mitoxantron

E. Musch, K. G. Mackes, U. Bode, A. Werner, E. Merkle, J. Peiss

Zusammenfassung

In einer Pilotstudie wurden die Wirksamkeit und Verträglichkeit lokaler intrapleuraler Chemotherapie mit Mitoxantron (M) bei 13 Patientinnen mit Pleuraerguß bei Mammakarzinom (n = 9), Ovarialkarzinom (n = 3) und malignem Pleuramesotheliom (n = 1) geprüft. Mitoxantron erwies sich hierbei als vielversprechendes lokal applizierbares Zytostatikum mit einer hohen Rate kompletter plus partieller Remissionen, das bei einer Dosis von 20–30 mg (bis maximal 60 mg) ohne lokale Unverträglichkeit toleriert wurde. Die Patientinnen mit Mammakarzinom waren antihormonell, hormonell und/oder zytostatisch nach dem CMF- bzw. VAC-Schema, die Patientinnen mit Ovarialkarzinom nach dem PC-Schema vorbehandelt.

Bei der Patientin mit malignem Pleuramesotheliom war wegen Inoperabilität als Primärtherapie die Radiatio des rechten Hemithorax vorausgegangen.

Ein Leukozyten- und Thrombozytenabfall trat nur dann auf, wenn gleichzeitig mit Mitoxantron intrapleural zusätzlich Zytostatika auch intravenös verabreicht wurden.

Ein hohes Molekulargewicht, eine geringe Lipophilie und eine geringe pleurale im Vergleich zu systemischer Clearance sind die physiko-chemischen und pharmakologischen Eigenschaften, die Mitoxantron als ein zur selektiven intrakavitären Chemotherapie geeignetes Zytostatikum auszeichnen.

Einleitung

Aufgrund der guten Gewebeverträglichkeit des neuen Zytostatikums Mitoxantron (Novantron®), das auch nach Extravasation keine Nekrosen hervorruft [1], haben wir eine Pilotstudie zur intrapleuralen Mitoxantron-Therapie bei malignen Pleuraergüssen begonnen.

Patienten und Methodik

Bisher wurden 15 intrapleurale Mitoxantron-Applikationen bei insgesamt 13 Patientinnen durchgeführt: 9 Patientinnen mit Mammakarzinom, 3 Patientinnen mit Ovarialkarzinom und eine Patientin mit malignem Pleuramesotheliom.

Applikationsprotokoll

Technik A:
1. Entleerung der Pleura durch 24-Stunden-„Saugdrainage" (30–50 cm H_2O) über Pleurakatheter (Matthys-Katheter bzw. CH 14–20 Thoraxdrain, wenn eine diagnostische Thorakoskopie vorausgegangen war).
2. Intrapleurale Instillation von Mitoxantron in einer Dosis von 20–30 mg unverdünnt. Dauer der Applikation 48 Stunden.
3. Nach 48 Stunden Wiederholung der Pleurasaugdrainage über weitere 24 Stunden. Bei Nachbildung von Erguß $>$ 200 ml/24 Std. Wiederholung der intrapleuralen Instillation von Mitoxantron in gleicher Dosis. Anschließend Entfernen des Pleurakatheters.

Technik B: Entleerung der Pleura durch Pleurapunktion in üblicher Technik und Instillation von Mitoxantron über die liegende Punktionskanüle.

Technik C: Injektion des Mitoxantrons in den Pleuraerguß ohne vorherige Entleerung des Ergusses.

Analysen von Mitoxantron in Plasma und Pleuraflüssigkeit

Die Analysen der Mitoxantron-Plasmaspiegel sowie der Konzentrationen von Mitoxantron in der Pleuraflüssigkeit wurden nach einer von van Belle publizierten HPLC-Methode durchgeführt [2].

Ergebnisse

Bei 6 der insgesamt 15 intrapleuralen Mitoxantron-Applikationen wurde eine komplette Remission (CR) des Pleuraergusses erreicht. Die Dauer der Nachbeobachtung beträgt bisher zwischen einem und 8 Monaten. 2 der Patientinnen mit kompletter Remission sind an den Folgen der extrapleuralen progredienten Metastasierung verstorben. Die Röntgenthoraxaufnahmen dieser verstorbenen Patientinnen zeigten einen stabilen Röntgenthoraxbefund ohne Rezidiv des Ergusses.

Bei allen Patientinnen mit kompletter Remission des Pleuraergusses war vor der Mitoxantron-Applikation die fast vollständige Entleerung des Pleuraergusses gelungen.

Bei 8 weiteren Applikationen von Mitoxantron intrapleural haben wir eine partielle Remission (PR) des Ergusses erzielen können. Bei diesen Patientinnen war es trotz Saugdrainage nicht möglich, den Erguß vor der intrapleuralen Applikation von Mitoxantron vollständig zu drainieren.

Die Röntgenthoraxaufnahme zeigte auch nach der Pleuradrainage noch einen relevanten Resterguß. Nach intrapleuraler Mitoxantron-Gabe war dieser Resterguß aber bei allen 8 Patientinnen über die angegebene Zeit der Nachbeobachtung nicht mehr progredient: 3–8 Monate bei den Patientinnen mit Mamma-Carcinom, 5 Monate bei der Patientin mit malignem Pleuramesotheliom, 0,25–3 Monate bei den Patientinnen mit Ovarialkarzinom (Tab. 1).

Die intrapleurale Mitoxantron-Applikation wurde ohne lokale Schmerzempfindung und ohne lokale Komplikationen toleriert. Ein Leukozyten- und Thrombozytenabfall trat nicht auf, solange die absolute Dosis von Mitoxantron intrakavitär 60 mg nicht überschritten hatte und sofern nicht gleichzeitig mit der i.pl.-Gabe

Tabelle 1 Applikationen von Mitoxantron intrapleural

Erkrankung	Mitoxantron intrapleural	Technik	Lokaler Therapieeffekt Pleura	Nachbeobachtung Monate
Mammakarzinom	25 mg	A	CR	8 (+)
Mammakarzinom	30 mg	A	CR	6
Mammakarzinom	20 mg	A	CR	2
Mammakarzinom	20 mg	B	CR	2
Mammakarzinom	16 mg	B	CR	1,5 (+)
Mammakarzinom	16 mg	B	CR	1
Mammakarzinom	25 mg	A	PR	8 (+)
Mammakarzinom	20 mg	A	PR	4 (+)
Mammakarzinom	30 mg	A	PR	4
Mammakarzinom	2 × 30 mg	A	PR	3
Mammakarzinom	30 mg	A	PR	3
Pleuramesotheliom	2 × 20 mg	B	PR	5
Ovarialkarzinom	30 mg	A	PR	3
Ovarialkarzinom	2 × 30 mg	A	PR	1 (P)
Ovarialkarzinom	25 mg	C	NC	0,25

A, B, C: Erklärung siehe unter „Patienten und Methodik". CR = Komplette Remission; PR = Partielle Remission; NC = No Chance; P = Progression; (+) = verstorben

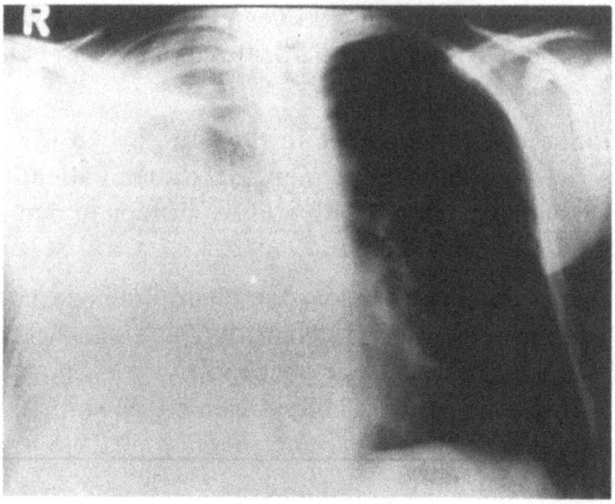

Abb. 1a: Zustand vor Pleuradrainage. Erheblicher, die Lunge weitgehend verdrängender Erguß; klinisch massive Dyspnoe

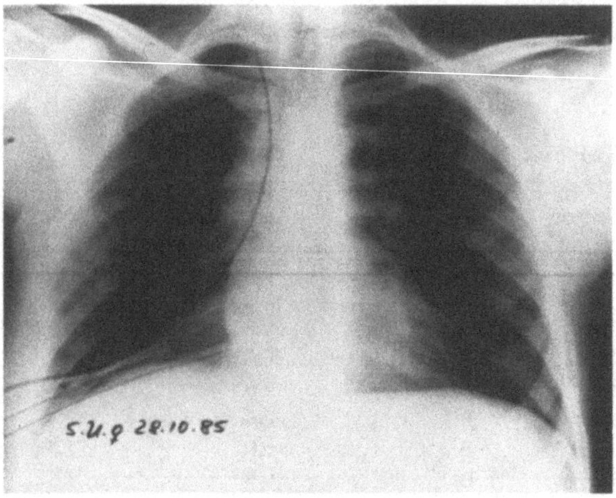

Abb. 1b: Zustand unmittelbar nach Thorakoskopie mit liegendem CH-14-Pleurakatheter + Matthys-Katheter

von Mitoxantron Zytostatika i.v. gegeben wurden. In Abbildung 1 werden die Technik sowie das klinische Ergebnis der intrapleuralen Applikation von Mitoxantron am Beispiel einer Röntgenverlaufsserie gezeigt (Patientin 35 Jahre, metastasiertes Mammakarzinom; Abb. 1a–g).

Pharmakokinetik

Unsere Bestimmungen der Mitoxantron-Plasmakonzentrationen ergaben, daß im Mittel das Verhältnis zwischen dem Konzentrations-Zeit-Produkt von Mitoxan-

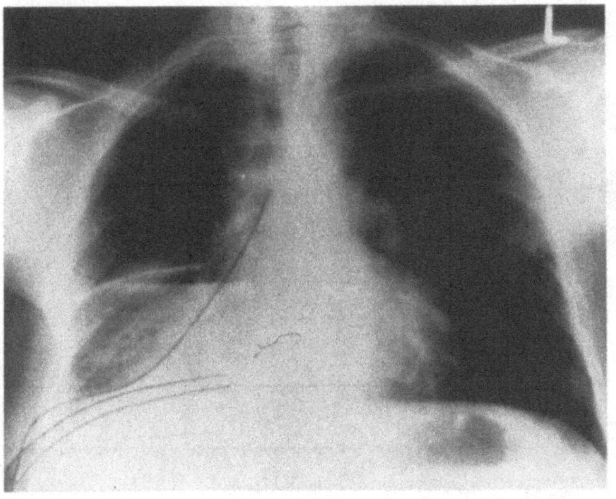

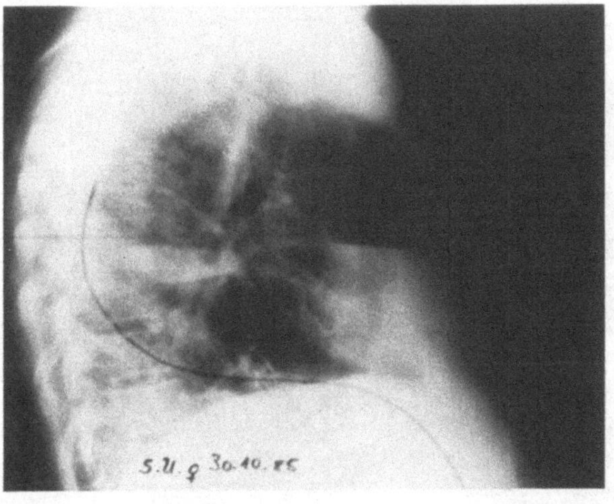

Abb. 1c + d: Zustand nach 48 Stunden Saugdrainage; zwischenzeitlich aufgetretene Kammerung des Pleuraergusses mit großer ventrobasaler Ergußkammer, die durch die liegenden Pleuradrainagen nicht entleert werden konnte

tron nach intrapleuraler zu intravenöser Gabe einer identischen Dosis von Mitoxantron bei 1:3 lag (Tab. 2).

Unsere ersten Bestimmungen der Mitoxantron-Spiegel in der Pleuraflüssigkeit zeigen, daß lokal hohe Dauerkonzentrationen von Mitoxantron nach intrapleuraler Gabe aufrecht erhalten werden. Diese übertreffen bei weitem die mit äquivalenter Dosis Mitoxantron intravenös erzielbaren Plasmakonzentrationen: Am Ende eines 24-Stunden-Intervalls betrugen die Mitoxantron-Konzentrationen in der aus der Pleuradrainage gewonnenen Pleuraflüssigkeit 1550 ng/ml, nach 48

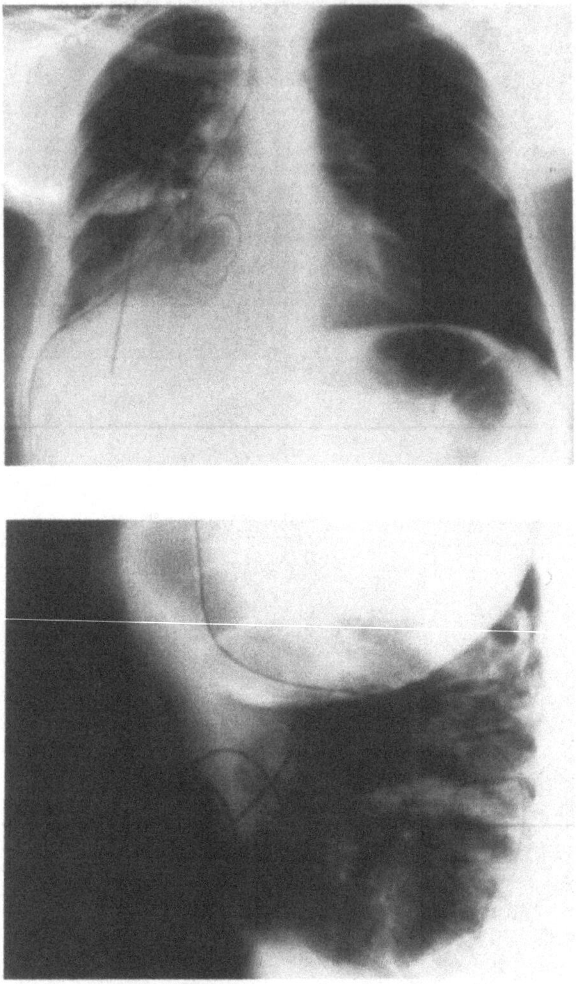

Abb. 1e + f: Zusätzliche Drainage der ventrobasalen Ergußkammer über einen von ventral in die Höhle eingelegten Matthys-Katheter

Stunden 892 ng/ml, nach 72 Stunden 1736 ng/ml. Diese Zahlen geben Mittelwerte von je 5 Bestimmungen wieder (Tab. 2). Die höhere Konzentration von Mitoxantron in der Pleuraflüssigkeit nach 72 Stunden zeigt lediglich die Inkonstanz der Drainage von Pleurarestflüssigkeit an. Derart hohe Dauerspiegel im Pleuraraum könnten mit einer tolerablen intravenösen Dosis von Mitoxantron nicht erreicht werden, da infolge einer sehr schnellen initialen Verteilungsphase die Plasmaspiegel des Mitoxantron nach intravenöser Gabe sehr schnell abfallen. Alberts et al. [3, 4] haben aufzeigt, daß die Eliminationskinetik von Mitoxantron am zutreffendsten mit Hilfe eines 3-Kompartimentmodells zu beschreiben ist. Nach einem 24-

Stunden-Dosisintervall betrugen nach unseren Messungen die Mitoxantron-Plasmakonzentrationen lediglich noch 2–10 ng/ml (Abb. 2a u. b). Die nach intrapleuraler Mitoxantron-Instillation erreichten Konzentrationen von Mitoxantron in der Pleura übertreffen die mittels einer vergleichbar großen intravenösen Mitoxantron-Dosis erzielbaren Dauerkonzentrationen im Plasma um den Faktor von 100–200 (Tab. 2).

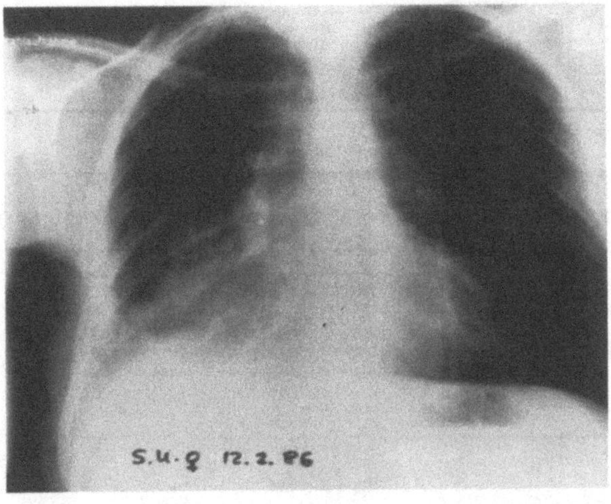

Abb. 1g: Anhaltende komplette Remission (CR); Aufnahme im 4. Monat nach einmaliger intrapleuraler Therapie von Mitoxantron; Gesamtdosis 60 mg

Tabelle 2 Pharmakokinetik von Mitoxantron (Novantron®) nach systemischer und intrapleuraler Applikation

Plasmakonzentrationen				
	mittlere Dosis (mg) mg/m^2 $\bar{x} \pm s$		(AUC)/mg-Dosis (ng × h/ml) $\bar{x} \pm s$	C_o (ng/ml) $\bar{x} \pm s$
Mitoxantron i. v. n = 6	10 ± 1		0,034 + 0,03	405 ± 314
Mitoxantron i. pl. n = 7	15 ± 3		0,012 ± 0,01	107 ± 169
Konzentrationen im Pleuraerguß nach i. pl.-Applikation				
		$C_{pl.}^{-24\,h}$ (ng/ml)	$C_{pl.}^{-48\,h}$ (ng/ml)	$C_{pl.}^{-72\,h}$ (ng/ml)
Mitoxantron i. pl. n = 5	25–30	1550 ± 853	892 ± 268	1736 ± 2178

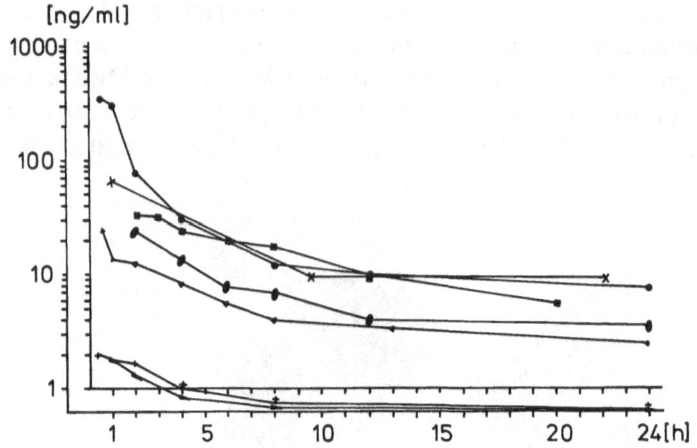

Abb. 2a: Plasmakonzentrationen von Mitoxantron nach intravenöser Infusion, 30 Minuten (mittlere intravenöse Dosis 10 mg/m²); n = 6

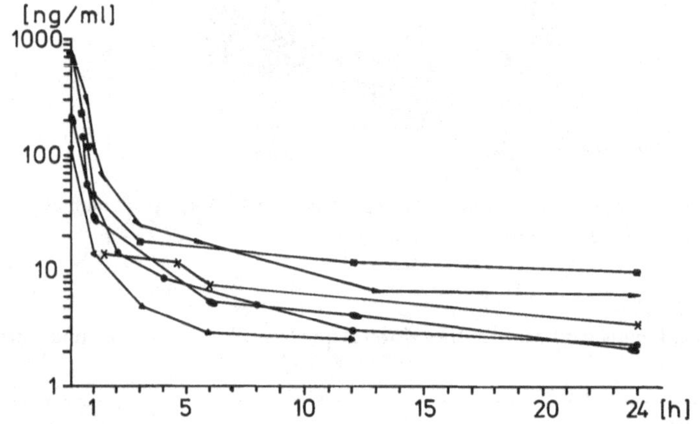

Abb. 2b: Plasmakonzentrationen von Mitoxantron nach intrapleuraler Applikation (mittlere intrapleurale Mitoxantron-Dosis 15 mg/m²); n = 7

Aufgrund der noch zu geringen Zahl an Untersuchungen ist nicht auszuschließen, daß individuell (abhängig von der Tumorart?) deutliche Unterschiede der pleuralen Resorption von Mitoxantron vorliegen können (Abb. 2b). Die Patientin, bei der nach 30 mg Mitoxantron i.pl. relevante Plasmaspiegel von 300 ng/ml festzustellen waren, hatte 48 Stunden vor Mitoxantron intrapleural eine Mitoxantron-Dosis von 60 mg intraperitoneal erhalten.

Schlußfolgerungen

Unsere Ergebnisse zeigen, daß Mitoxantron aufgrund seiner äußerst guten Gewebeverträglichkeit in Verbindung mit günstigen physiko-chemischen/pharmakologischen Eigenschaften wie einem hohen Molekulargewicht (Abb. 3), geringer Lipophilie und geringer pleuraler Clearance alle Bedingungen erfüllt, die an ein zu lokaler intrakavitärer Chemotherapie geeignetes Zytostatikum zu stellen sind [5]. Die vorläufigen klinischen Ergebnisse und Erfahrungen bei der Therapie von malignen Ergüssen durch intrapleurale Mitoxantron-Injektion sind positiv.

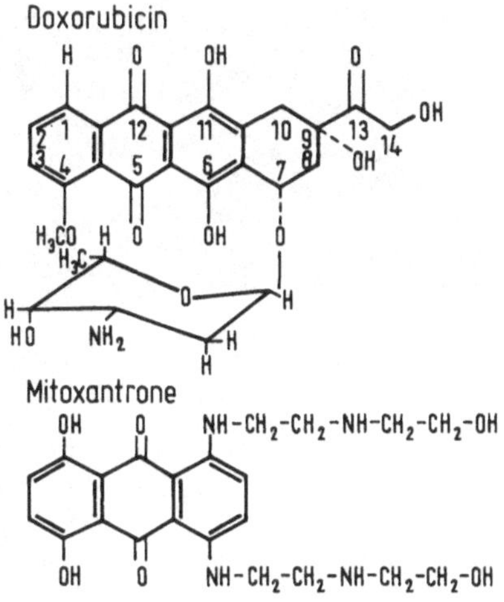

Abb. 3: Chemische Formeln von Doxorubicin und Mitoxantron

Literatur

[1] Bericht vom Symposium der AIO. Novantron: ein neues Zytostatikum. Febr. 1985, Frankfurt/Main, Fortschr. Med. **103** (1985) 70–71.

[2] van Belle, S. J. P.: Jonpair High Performance Liquid Chromatographic Determination of Mitoxantrone in Physiologic Fluids. J. chromat. **337** (1985) 73–80.

[3] Alberts, D. S. et al.: Mechanism of Action and Pharmacokinetics of Novantrone in Intravenous and Intraperitoneal Therapy. In: C. A. Coltman Jr. (Hrsg.) Advances in Cancer Chemotherapy: The Current Status of Novantrone. Proceedings of a Symposium held March 21–24, 1985, pp. 15–21, Projects in Medicine. Division of Park Row Publishers, Inc. A. John Wiley & Sons Medical Group Company 1985.

[4] Alberts, D. S. et al.: Pharmacology of Mitoxantrone: Mode of Action and Pharmacokinetics. Invest. new Drugs **3** (1985) 101–107.

[5] Ozols, R. F.: Intraperitoneal Chemotherapy. Mediguide Oncol. **5** (1986) 1–5.

Methodische Ansätze zur Optimierung des Konzentrations-Zeit-Faktors in der regionalen Chemotherapie

K. R. Aigner

Zusammenfassung

Nach bisherigen Erfahrungen an In-vitro-, Pilot- und Phase-II-Studien mit regionaler Chemotherapie können folgende wesentliche Gesichtspunkte festgestellt werden:

1. Solide Tumoren zeigen gegenüber den meisten Chemotherapeutika ein Dosis-Wirkungsverhalten.
2. Eine Erhöhung der Serumspiegel durch arterielle Gabe führt zu einer Erhöhung der Gewebespiegel im Tumor, d. h., die Tumortoxizität steigt mit Zunahme der Zytostatikakonzentration.
3. Tumorgewebespiegel (MMC, Mitoxantron) sind um so höher, je besser der Tumor vaskularisiert ist.
4. Patienten mit niedrigen Gewebespiegeln während der Chemotherapie sprechen auch klinisch schlecht oder nicht an.
5. Durch Einsatz regionaler Hochdosis-Therapie (Perfusion, Filtration, Chemoembolisation(kann die lokale Zytostatika-Wirkkonzentrationen erhöht und AUC vergrößert werden.
6. Mitomycin C. Mitoxantron, Adriamycin und Cisplatin werden in den systemisch üblichen Dosierungen auch bei arterieller Gabe ohne Parenchymschädigung der betroffenen Körperregion toleriert.
   Systemische Toxizität wurde nur nach 5 Minuten Infusion von Mitoxantron in die Leberarterie, nicht aber nach 20 oder 60 Minuten Infusion beobachtet.

Technische Modalitäten

Die regionale Chemotherapie hat im Vergleich zur systemischen den Vorteil einer hohen Tumortoxizität bei gleichzeitig geringeren systemischen Nebenwirkungen. Wesentliche Voraussetzungen bei der Durchführung sind der sichere Umgang mit dem verwendeten Kathetermaterial und die Kenntnis der pharmakokinetischen und pharmakodynamischen Eigenschaften der verwendeten Zytostatika. Die iso-

Onkologisches Kolloquium 2

lierte Extremitätenperfusion bei Melanomen und Sarkomen gilt an spezialisierten Zentren als etabliertes Verfahren. Neue Erfahrungen werden derzeit mit regionaler Behandlung von Tumoren und Metastasen der Leber, des Beckens, der Thoraxwand, der Lunge sowie im Kopf-Hals-Bereich gewonnen. Letztere Methoden gelten noch nicht als standardisiert und sollten daher noch nicht auf breiter Basis zur Anwendung kommen.

Verschiedene technische Modalitäten stehen zur Verfügung:

1. Arterielle Infusion (AI)
2. Hypertherme isolierte Perfusion (HIP)
3. Arterielle Infusion mit Filtration (AIF)
4. Chemoembolisation (CE)

Die Indikation richtet sich nach der Chemosensitivität des zu behandelnden Tumors.

Bei der arteriellen Infusion wird das Zytostatikum in die den Tumor versorgende Arterie infundiert, zum Beispiel die A. hepatica (HAI). Die isolierte Perfusion findet in einem isolierten Kreislauf statt; das betroffene Organ, z. B. die Leber, wird von einer Herz-Lungen-Maschine versorgt (ILP). Die lokale Effektivität des Zytostatikums kann dabei durch Ausnutzung der Hyperthermie noch gesteigert werden. Die arterielle Infusion mit Filtration beruht auf dem Grundgedanken, durch höhere arterielle Dosierung den First-pass-Effekt künstlich zu erhöhen. Auf diesem Wege hofft man bei Zytostatika mit geringerer primärer Extraktion im Tumor bei chemosensitiven Tumoren durch Erhöhung der Konzentration im Tumorgewebe die Ansprechrate zu steigern. Im venösen Abflußgebiet des Tumors wird die toxische »Überdosis« des Zytostatikums herausgefiltert, um die systemischen Nebenwirkungen niedrig zu halten.

Ein optimales Ansprechen auf die regionalen Chemotherapie ist nur zu erwarten, wenn einige wesentliche Grundvoraussetzungen erfüllt sind (Tab. 1).

A) Für die optimale Durchströmung der Tumorregion ist die Technik der Katheterplazierung eine unabdingbare Voraussetzung. In Seldinger-Technik werden mögliche Gefäßvarianten oder akzessorische Gefäße (an der Leberpforte ca. 50%) ausgemacht. Der Chirurg muß sich einerseits an diesen Befunden orientieren, andererseits die implantierbare Katheterspitze so plazieren, daß eine spätere

Tabelle 1 Voraussetzung für ein optimales Ansprechen auf die regionale Chemotherapie

A) Wird die ganze Tumorregion durch den implantierten Katheter versorgt?
B) Wird das „richtige" Zytostatikum verwendet?
C) Ist c × t (Konzentration × Zeit) in der Tumorregion ausreichend hoch?
D) Kommen die arteriell angebotenen Zytostatikaspiegel auch im Gewebe an (Vaskularisation, Transportmechanismen)?

Thrombosierung des Gefäßes weitgehend ausgeschlossen ist, d. h., die Katheterspitze ragt bei Plazierung über einen Seitenast gerade eben in den Eingang der zu infundierenden Arterie. Ist kein Seitenast vorhanden, so erfolgt die Plazierung über eine Prolene-Tabaksbeutelnaht end-zu-seit. Nutritive Gefäße kleinerer Leberabschnitte – z. B. ausgehend von der A. gastrica sinistra zur Versorgung des zweiten/dritten Segmentes – können ohne Gefahr für das Leberparenchym ligiert werden. In der Regel gehen spontan intrahepatische Kollateralen auf. Die umfassende „Perfusion“ des Organs muß intraoperativ durch Kontrastdarstellung bzw. Färbung (Indigocarmin-Blau) dokumentiert werden.

B) Die Wahl des Zytostatikums wird durch Austestung der Empfindlichkeit des Tumorgewebes gegenüber dem Zytostatikum bestimmt. Als Grundsatz gilt: Die regionale Chemotherapie muß aggressiver sein als der Tumor resistent ist. Tumorgewebe verhalten sich gegenüber diversen Zytostatika konzentrationsabhängig unterschiedlich, d. h., es zeigt sich ein „Dose-Response“-Verhalten. Die CFE (Colony Forming Efficiency) fällt unter Einwirkung der meisten Zytostatika im Konzentrationsbereich zwischen 1 und 10 µg/ml steil ab. Dies konnte K. H. Link (in dieser Publikation) mit in vitro Chemosensitivitätstestungen zeigen [9]. Nach Untersuchungen von J. Collins steigt die Ansprechrate (Response) im selben Konzentrationsbereich steil an [7]. Link- und Collins-Kurve sind in der Aussage deckungsgleich (Abb. 1).

Die von uns hinsichtlich des Dose-Response-Verhaltens schwerpunktmäßig untersuchten Substanzen sind Mitoxantron, Mitomycin C, Adriamycin, Alkeran, Cisplatin, Vindesin und 5-Fluorouracil [1, 9, 10].

C) Der Konzentration × Zeit-Faktor (Fläche unter der Kurve, AUC) kann durch Anwendung verschiedener Techniken den Erfordernissen angepaßt werden.

1. Arterielle Infusion

Die Höchstdosis richtet sich nach der systemischen Toxizität, verursacht durch die Tumorregion passierendes Zytostatikum oder Rückdiffusion aus dem Gewebe. Es

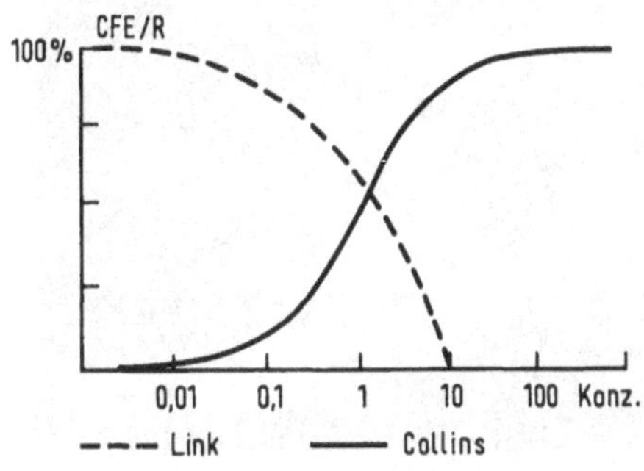

Abb. 1 Dose-Response-Verhalten von Zytostatika nach Link und Collins

besteht die Möglichkeit einer „systemischen" Chemotherapie mit primärer Passage des Chemotherapeutikums durch das Tumorbett.

2. Arterielle Infusion mit venöser Zytostatikafiltration

Müssen höhere Konzentrationen im Tumorgewebe erreicht werden, so ist die arteriell infundierte Zytostatikamenge zu steigern. Dies gilt für Tumorgewebe mit höherer Zytostatikaresistenz, d. h. niedrigerer Chemosensitivität, schlechterer Vaskularisation oder niedriger primärer Extraktionsrate des Zytostatikums. Die Spitzenkonzentrationen werden im venösen Abfluß des Tumors oder zentralvenös abgefiltert. Man bedient sich dabei eines angiographisch oder über Venae sectio temporär plazierbaren doppellumigen Katheters (Firma PfM, Köln/Sürth). Das Verfahren bewirkt eine Vergrößerung des $c \times t$ in der Tumorregion und eine der Toxizität angepaßte Reduzierung des $c \times t$ im systemischen Kreislauf [2, 3, 12]. Organe oder Körperregionen wie Schulter-Armbereich, Thoraxwand oder Becken können auf diese Weise mit sogenannter begleitender systemischer Therapie hochdosiert infundiert werden (Abb. 2 und 3).

3. Isolierte Leberperfusion

Muß bei zunehmender Chemoresistenz die lokale Wirkkonzentration weiter erhöht werden, dann ist die Methode der isolierten Leberperfusion (ILP) anzuwen-

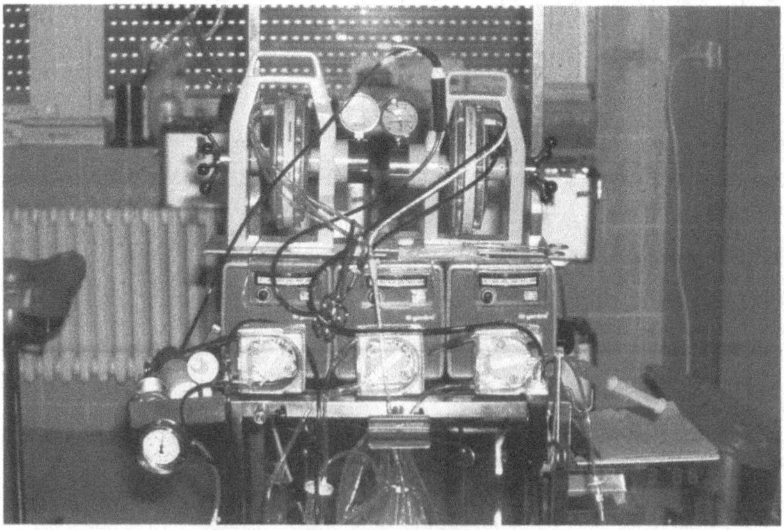

Abb. 2 Filtrationseinheit mit Rollerpumpen und Haemofilter

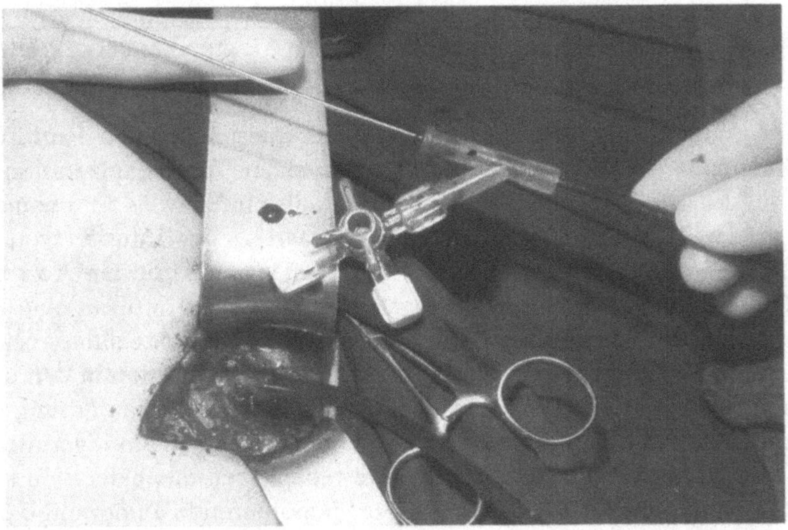

Abb. 3 Chirurgische Plazierung des Filtrationskatheters (F14). Seldinger-Technik mit F9-Katheter ist möglich (PfM)

den. Mit dieser Technik wird die Leber in situ über ein spezielles Kathetersystem völlig vom systemischen Kreislauf isoliert. Die A. hepatica und V. portae werden getrennt über Rollerpumpen perfundiert und das venöse Blut selektiv aus der Leber zum Oxygenator geleitet. Die zusätzliche Hyperthermie von 40 °C im Gewebe zur Steigerung der Tumordurchblutung [4–6] wird durch den Wärmeaustauscher im Herz-Lungen-Maschinenkreislauf erzeugt.

4. Chemoembolisation

Das Prinzip der Chemoembolisation [8, 11] beinhaltet die temporäre Verlangsamung bis Stase (Embolisation) des arteriellen Blutstroms im Tumor, kombiniert mit regionaler Zytostatikaapplikation. Es handelt sich um ein hochpotentes Verfahren, das bei sehr chemoresistenten Tumoren eingesetzt wird. Es sollte nur mit regionaler Schmerztherapie durchgeführt werden. Als Embolisationssubstanzen im Gemisch mit Chemotherapeutika eignen sich Ethibloc, Gelfoam oder Stärkemikrosphären.

D) Tumorvaskularisation und Gewebespiegel: Der Stellenwert der Tumorvaskularisation ist noch weitgehend unerforscht, scheint aber einen erheblichen Einfluß auf den Therapieerfolg zu haben [13, 15], ähnlich der Chemosensitivität. Phase-II-Studien mit regionaler Chemotherapie von kolorektalen Lebermetastasen und Lebermetastasen sowie Thoraxwandrezidiven des Mammakarzinom ein signifikant besseres Ansprechen des Mammakarzinoms gezeigt. Bei der intraoperativen

Katheterplazierung und Indigocarmin-Blaufärbung des zytostatisch zu infundierenden Areals fiel stets eine bessere Anfärbung der Mammakarzinom-Metastasen gegenüber den kolorektalen Metastasen auf.

Bei einem regional mit Mitoxantron chemotherapierten lokalen Rezidiv eines Rektumkarzinoms im kleinen Becken mit perinealer Tumorexulzeration zeigte sich anhand des klinisch zu beobachtenden Verlaufs ein Hinweis auf die mögliche Bedeutung der Tumordurchblutung: Nach intraarterieller Infusion von 20 mg Mitoxantron-Einzeldosen in zwei Zyklen über einen implantierten Aortenbifurkations-Katheter fand sich perineal im großflächigen Tumorinfiltrat eine Region mit starker Tumorverkleinerung, während das angrenzende Areal makroskopisch weitgehend unbeeinflußt blieb. Die Indigocarmin-Bolusinjektion in den arteriellen Katheter vor dem dritten Zyklus zeigte eine verstärkte Blaufärbung des regressiv imponierenden Tumorareals rechts perineal. Nach 10minütiger arterieller Infusion von 20 mg Novantron® wurden Gewebeproben aus beiden Tumorkonglomeraten entnommen. Der als „Response" imponierende Tumoranteil enthielt eine 4fach höhere Mitoxantron-Konzentration als der makroskopische von der Therapie unbeeinflußte linksperineale Anteil (Tab. 2).

Tabelle 2 Mitoxantron-Gewebespiegel in klinisch chemosensitiven und chemoresistenten Anteilen eines Tumors (nach i. a.-Infusion von 20 mg Mitoxantron/10 Minuten)

Tumorlokalisation	rechts perineal	links perineal
Response auf vorangegangene i. a. Therapie	PR	NC
Mitoxantron-Gewebespiegel ng/mg Feuchtgewicht	0,82	0,20

Die Vermutung einer Beeinflussung der Verteilung des Zytostatikums im Tumor in Abhängigkeit von der Histologie und Vaskularisation wird anhand der Untersuchung an vier Patienten nach Mitoxantron-A.-hepatica-Infusion von Lebermetastasen verstärkt (Tab. 3).

Soweit aus der geringen Fallzahl ableitbar, sind Mitoxantron-Gewebespiegel im arteriell infundierten Organ Leber bis zu 40fach höher als im peripheren Skelettmuskel (M. rectus abdominis) und ca. 1,5- bis 12fach höher als in der Lebermetastase. Die perioperative systemische Chemotherapie bringt um den Faktor 10 niedrigere Gewebespiegel [3].

Eine Gesetzmäßigkeit in der Relation von Serum- und Gewebespiegeln, Tumorhistologie, Applikationsform, Dosierung und zu erwartender Response bedarf einer größeren Fallzahl und wird zur Zeit untersucht.

Tabelle 3 Mitoxantron-Gewebespiegel in Leberparenchym, Metastase und M. rectus abdominis nach HAI mit 20 mg Mitoxantron

Patient	i. a. Dosis/ Infusionsdauer	Konzentration (ng/mg Feuchtgewicht) Leber	Metastase	Muskel	Diagnose
1 (S)	20 mg N/5 Min. Bolus	12,5	0,92	0,16	Kolorektal
2 (P)	20 mg N/20 Min.				Kolorektal
	5 Min.	0,4	0,02	0,02	
	10 Min.	0,21	0,1	0,02	
	15 Min.	–	0,11	0,12	
	20 Min.	3,7	0,12	0,13	
3 (M)	20 mg N/60 Min.	2 Proben	2 Proben		Kolorektal
		6,8	4,7	0,12	
		6,4		0,08	
4 (K)	20 mg N/5 Min. Bolus	3,48	2,39	0,08	Mamma-CA Lebermet. Resistent nach syst. Chemother.

Ergebnisse

1. Der Effekt einer gesteigerten Exposition (c × t)

wurde an zwei Patientengruppen mit Lebermetastasen des Mammakarzinoms untersucht. Eine Gruppe wurde mit HAI an drei aufeinander folgenden Tagen nach dem Schema 15 mg MMC, 1,5 mg VDS, 1,5 mg VDS, eine zweite Gruppe mit HAIF nach dem Schema 30 mg MMC (+ Filtration), 1,5 mg VDS, 1,5 mg VDS behandelt.

Die Gesamtzahl der Remissionen (CR + PR) unterscheidet sich nicht stark: 71,5% und 88%; dieses Gleichgewicht verschiebt sich jedoch zugunsten der höher dosierten HAIF-Gruppe, wenn man die kompletten Remissionen alleine betrachtet: 28,5% im Vergleich zu 57%. Das bedeutet, daß die Wahrscheinlichkeit für eine komplette Remission höher ist, wenn schon beim ersten Therapiezyklus aggressiv behandelt wird (Tab. 4).

Diese Tendenz scheint sich auch zu bestätigen, wenn man nur die Patienten betrachtet, die systemisch vorbehandelt waren (Tab. 5).

Tabelle 4 Ergebnisse der regionalen Chemotherapie von Lebermetastasen bei Patienten mit Mammakarzinom

	Arterielle Leberinfusion HAI	Arterielle Leberinfusion mit Filtration HAIF
Zahl der Patienten	7	14
Mitomycin-Dosis	15 mg	30 mg
Therapieergebnisse:		
CR	2/7 (28,5%)	8/14 (57%)
PR	3/7 (43%)	4/14 (29%)
NR	2/7 (28,5%)	2/14 (14%)

Tabelle 5 Ergebnisse der regionalen Chemotherapie von Lebermetastasen bei Mammakarzinom-Patienten mit systemischer Vorbehandlung

	Arterielle Leberinfusion HAI	Arterielle Leberinfusion mit Filtration HAIF
Zahl der Patienten,	7	14
davon system. vorbehandelt	3	8
Mitomycin-Dosis	15 mg	30 mg
Therapieergebnisse:		
CR	–	4/8 (50%)
PR	2/3 (67%)	2/8 (25%)
NR	1/3 (33%)	1/8* (12,5%)

* 1 Patient verstorben

2. *Der Effekt des für ein Verfahren geeigneten Zytostatikums in der adäquaten Dosierung*

zeigt sich am Beispiel der isolierten Leberperfusion (ILP). Perfusionen mit 5-FU-Monotherapie waren im Hinblick auf komplette Remissionen enttäuschend. Eine Verbesserung konnte durch Kombination von 5-FU mit MMC in aufsteigender Dosierung bis 50 mg pro Einzeldosis erzielt werden. Der c × t-Faktor wurde durch Drosselung des arteriellen Blutflusses auf 100 ml/Minute und kontinuierliche MMC-Infusion in die arterielle Linie versechsfacht gegenüber der MMC-Bolusinjektion in den Oxygenator der Herz-Lungen-Maschine und dem daraus resultierenden Verdünnungseffekt infolge des Oxygenator-Füllvolumens.

Die Höhe der Mitomycin-Dosis schien einen deutlichen Einfluß auf den Therapieerfolg zu haben; das zeigte sich insbesondere in der Verkürzung des Zeitintervalls bis zum Auftreten einer kompletten Remission (Tab. 6).

Tabelle 6 Ansprechraten nach isolierter Leberperfusion (n = 34) mit MMC/5-FU in Kombination (n = 15) bzw. 5-FU monotherapeutisch (n = 19); Erhaltungstherapie bei allen Patienten: HAI mit MMC/5-FU in Kombination

	ILP MMC/5-FU	ILP 5-FU
CR	67% (10/15)	16% (3/19)
PR u. MR	26% (4/15)	79% (15/19)
NR	7% (1/15)	5% (1/19)

Der Verlauf der Zytostatikaspiegel im arteriellen Zufluß und venösen Abfluß der Leber (Abb. 4) während der ILP deutet auf eine höhere Extraktion hin, als sie bei der HAI mit 60minütiger MMC-Infusion zu beobachten ist.

Die Fläche unter der Kurve (AUC) verhält sich unter HAI : HAIF : ILP wie 1 : 2 : 12. Man legt dabei einen mittleren arteriellen Blutfluß der A. hepatica von 300 ml/Minute zugrunde. Die bei uns an 27 Patienten intraoperativ gemessene Schwankungsbreite lag zwischen minimal 50 ml/Minuten und maximal 720 ml/Minute mit einem Häufigkeitsgipfel zwischen 270 und 350 ml/Minute. Während der ILP wurde allerdings über die Rollerpumpe der A.-hepatica-Blutfluß auf 100 ml/Minute gedrosselt (Tab. 7).

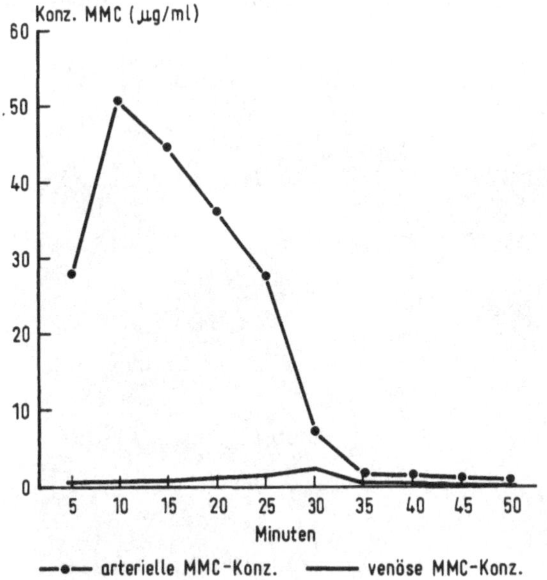

Abb. 4 MMC-Spiegel arteriell und venös während ILP mit 50 mg MMC i.a.

Tabelle 7 Konzentration × Zeit-Faktor während HAI, HAIF und ILP

Methode	MMC (mg)	AUC (ng/ml × Min.)
HAI	15	51
HAIF	30	102
ILP	50	600

Aus den gezeigten Daten geht hervor, daß im Fall einer steuerbaren Drosselung des arteriellen Blutstroms eine HAIF die Effektivität einer ILP erreichen könnte, ebenso die ganz periphere Mikroembolisation und Chemotherapie sofern damit nicht die Mikrovaskularisation und folglich die Zytostatikazufuhr gedrosselt wird. Ein Vorteil der ILP besteht nichtsdestoweniger in dem doppelten Zugang über Leberarterie und Pfortader und der zusätzlichen Hyperthermie. Dieser Vorteil läßt sich – darauf kann an dieser Stelle nicht näher eingegangen werden – nicht bei allen Tumorarten ausspielen.

3. Der Effekt höherer Zytostatika-Gewebespiegel im Tumor

unter regionaler gegenüber systemischer Chemotherapie deutet sich an beim Thoraxwandrezidiv des Mammakarzinoms und lokalem Rezidiv des kolorektalen Karzinoms im kleinen Becken. Beide Verfahren werden derzeit im Rahmen von Studien [3, 6] untersucht.

Einen Ausblick auf das potentielle Spektrum der regionalen Chemotherapie geben zwei Fälle aus der Pilotstudie. Die Abbildungen 5 und 6 zeigen ein unter

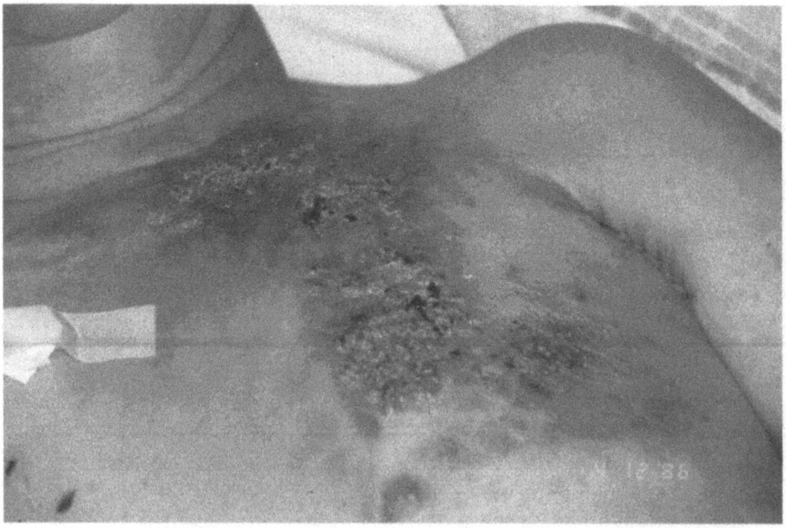

Abb. 5 Thoraxwandrezidiv nach Mammakarzinom vor regionaler Chemotherapie

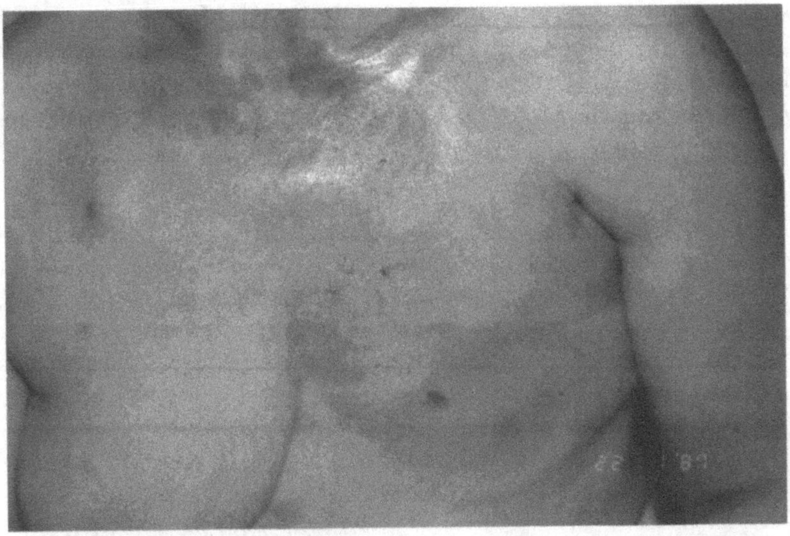

Abb. 6 Thoraxwandrezidiv nach Mammakarzinom nach regionaler Chemotherapie (MMC, N)

systemischer Therapie resistentes Thoraxwandrezidiv nach Mammakarzinom vor und nach zwei Zyklen regionaler Chemotherapie mit Mitoxantron und Mitomycin C über einen implantierbaren A.-subclavia-Katheter.

Das rezidivfreie Intervall beträgt derzeit 5 Monate. Für MMC wurden nach i.a.-Infusion 10fach höhere Gewebespiegel als nach systemischer Gabe gemessen. Mitoxantron-Spiegel wurden in diesem Fall nicht bestimmt.

Abbildung 7 zeigt das Computertomogramm (4/87) eines lokalen Rezidivs nach

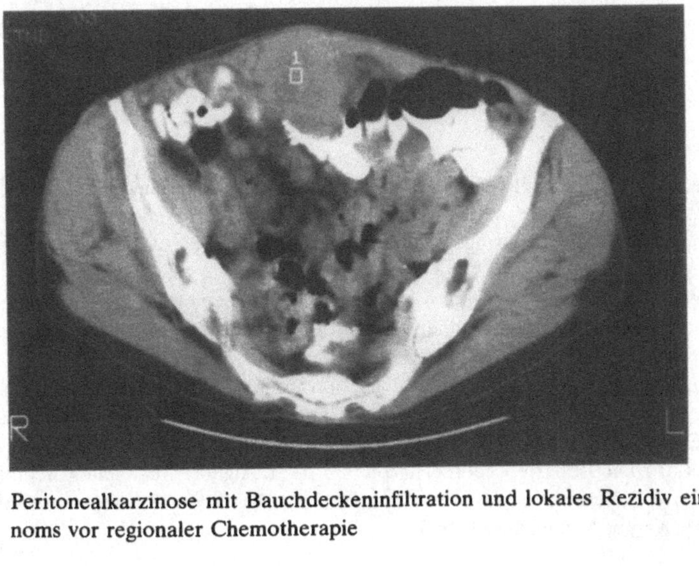

Abb. 7 Peritonealkarzinose mit Bauchdeckeninfiltration und lokales Rezidiv eines Querkolonkarzinoms vor regionaler Chemotherapie

Resektion eines Querkolonkarzinoms mit Infiltration der Bauchdecke und Peritonealkarzinose. Ein systemischer Therapieversuch wurde nicht unternommen. Nach zwei Zyklen regionaler Chemotherapie mit MMC/ADM/5-FU fand sich im CT (7/87) eine drastische Verkleinerung des Tumors (Abb. 8). Der Tumorrest konnte chirurgisch problemlos entfernt werden. Das CEA liegt seither im Normbereich.

Nach vorläufigen Ergebnissen an noch kleinen Kollektiven beträgt die Remissionsrate (CR, PR) Mammakarzinom (n = 8) zu kolorektalem Karzinom (n = 9) etwa 2:1. Drastische Tumorverkleinerungen mit Beseitigung von Subileus-Symptomatik liegen in der kolorektalen Gruppe bei 25%.

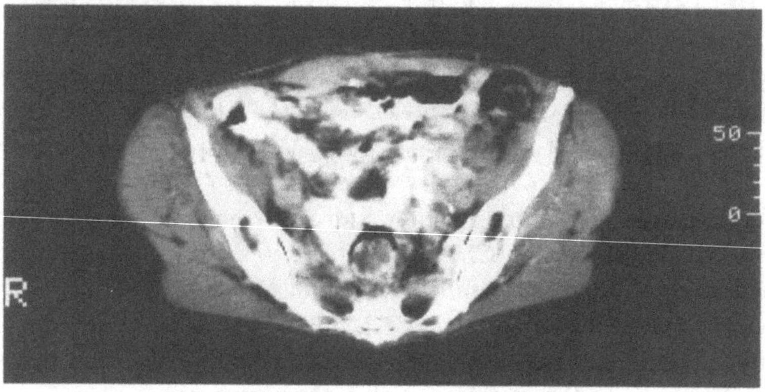

Abb. 8 Peritonealkarzinose mit Bauchdeckeninfiltration und lokales Rezidiv eines Querkolonkarzinoms nach regionaler Chemotherapie (2 Zyklen MMC, ADM, 5-FU) über Aortenbifurkations-Katheter

Literatur

[1] Aigner, K. R. et al.: Intraarterielle Infusion, experimentelle und pharmakokinetische Grundlagen – Klinik. In: K. R. Aigner: Regionale Chemotherapie der Leber. Isolierte Perfusion, intraarterielle Infusion und Resektion. Beiträge zur Onkologie, Bd. 21, S. 84–107. Karger Verlag, Basel 1985.

[2] Aigner, K. R. et al.: Zytostatikainfiltration unter regionaler Chemotherapie. In: K. R. Aigner: Regionale Chemotherapie der Leber. Isolierte Perfusion, intraarterielle Infusion und Resektion. Beiträge zur Onkologie, Bd. 21, S. 229–245. Karger Verlag, Basel 1985.

[3] Aigner, K. R., H. Walther, K. H. Link: Drug Filtration in High Dose Locoregional Chemotherapy. In: K. R. Aigner, Y. Z. Patt (eds.): Regional Cancer Treatment, Contributions to Oncology, Karger Verlag, Basel 1987 (im Druck).

[4] Aigner, K. R. et al.: Die isolierte Leberperfusion. In: K. R. Aigner: Regionale Chemotherapie der Leber. Isolierte Perfusion, intraarterielle Infusion und Resektion. Beiträge zur Onkologie, Bd. 21, S. 43–83. Karger Verlag, Basel 1985.

[5] Aigner, K. R.: Regionale Leberperfusion. In: V. Schumpelik, und R. Pichlmayr: Chirurgie der Leber, Springer Verlag, Berlin – Heidelberg – New York – Tokyo 1987.

[6] Aigner, K. R.: Isolated Liver Perfusion – Pharmacokinetic Considerations and Clinical Results. In: K. R. Aigner, Y. Z. Patt (eds.): Regional Cancer Treatment Contributions to Oncology; Karger Verlag, Basel 1987 (im Druck).

[7] Collins, J. M., R. L. Dedrick: Pharmacokinetics of Anticancer Drugs. In: B. Chabner (ed.): Pharmacologic Principles of Cancer Treatment, pp. 77–99, W. B. Saunders, Philadelphia 1982.

[8] Hohn, D. et al.: A Phase I–II Trial of Gelfoam Chemoembolization in Patients with Primary Liver Tumors. Proc. ASCO, Vol. 6, März 1987.

[9] Link, K. H. et al.: Zytostatika-Sensitivitätstestung perioperativ und im Tumorzell-Kolonien-Test (TKT) in vitro bei hochdosierter intraarterieller Chemotherapie (HDIAC) von Lebermetastasen. In: K. R. Aigner: Regionale Chemotherapie der Leber. Isolierte Perfusion, intraarterielle Infusion und Resektion. Beiträge zur Onkologie, Bd. 21, S. 181–200. Karger Verlag, Basel 1985.

[10] Link, K. H., K. R. Aigner, D. Kessler: In vitro Chemosensitivity Profiles of Human Malignancies for High Dose (Regional) Chemotherapy. In: K. R. Aigner, Y. Z. Patt (eds.): Regional Cancer Treatment, Contributions to Oncology, Karger Verlag, Basel 1987 (im Druck).

[11] Schultheis, K. H.: Embolisation – Chemoembolisation. Zur Behandlung maligner primärer und sekundärer Lebertumoren. In: K. R. Aigner: Regionale Chemotherapie der Leber. Isolierte Perfusion, intraarterielle Infusion und Resektion. Beiträge zur Onkologie, Bd. 21, S. 201–228. Karger Verlag, Basel 1985.

[12] Tonn, J. C. et al.: Intraarterielle Infusion von Adriamycin bei regionaler venöser Haemofiltration. Tumor Diagn. Ther. **5** (1984) S. 216–219.

[13] Tonn, J. C. et al.: Tissue Concentrations of Mitomycin C after Intravenous vs. Intracarotid Infusion – an Experimental Study. In: K. R. Aigner, Y. Z. Patt (eds.): Regional Cancer Treatment Contributions to Oncology, Karger Verlag, Basel 1987 (im Druck).

[14] Vaupel, P.: Tumor Blood Flow upon Hyperthermia. Proceedings. II. Int. Conf. on Adv. in Regional Cancer Ther. ICRCT 1985, Giessen, 26.–28. 8. 1985, S. 4.

[15] Wile, A. G. et al.: The Pharmacokinetics of Cisplatin in Experimental Regional Chemotherapy. Cancer **59** (1987) 695–700.

Experimentelle und klinische Erfahrungen zur intrakavitären Tumortherapie mit Mitoxantron (Novantron®)

W. Hoffman, E. Hansmann, B. Weidmann, R. Osieka, S. Seeber

Zusammenfassung

Die vorgestellten Kasuistiken zeigen in 8 Fällen einer intrakavitären Therapie mit Mitoxantron bei 4 von 8 Fällen ein völliges Versiegen der Ergußproduktion. In 2 Fällen wurde ein partielles Ansprechen registriert, lediglich 2 Fälle müssen als Therapieversager eingestuft werden. In allen Fällen handelte es sich um ein rein palliatives Behandlungskonzept bei intensiv vorbehandelten Patienten.

Die untersuchten Verläufe stellen sowohl in bezug auf die Grunderkrankung als auch auf das Tumorstadium eine völlig heterogene Patientengruppe dar. Das unterschiedliche Remissionsverhalten ist vor allem durch die uneinheitlichen Parameter Tumorausdehnung, Tumordicke, Art und Dauer der Vorbehandlung etc. zu erklären. Im Einzelfall waren auch sicher die Diffusionsstrecken für das Zytostatikum unterschiedlich lang, wodurch der bereits erwähnte Vorteil der intrakavitären Zytostatikagabe nicht ausreichend zum Tragen gekommen sein mag.

Es konnte jedoch gezeigt werde, daß sich bei fortgeschrittenem pleuralem, peritonealem und meningealem Befall durch eine lokale Mitoxantron-Applikation eine palliative Wirkung erzielen läßt. Die gute lokale Verträglichkeit dieser Anwendungsform mit den bereits erwähnten pharmakokinetischen Vorteilen legt es nahe, die beschriebene Anwendung von Mitoxantron (Novantron®) in ein Konzept der Therapie von malignen Ergüssen im Bereich des Peritoneums, der Pleura und der Meningen mit einzubeziehen.

Einleitung

Rezidivierende maligne Höhlenergüsse komplizieren häufig den Verlauf von Tumorerkrankungen mit Pleura- bzw. Peritonealkarzinose. Durch ihr im Einzelfall beträchtliches Ausmaß führen Pleuraergüsse zu kardiorespiratorischen Störungen bzw. große Aszitesmengen zu Zwerchfellhochstand, Ödemen und Tumorkachexie. Während durch lokale Instillation von Talkum, Tetrazyklinen oder anderen Substanzen über eine Verklebung der Pleurablätter (Pleurodese) eine wei-

Onkologisches Kolloquium 2

tere Exsudation verhindert werden soll, kann durch Instillation von Zytostatika oder radioaktiven Isotopen eine spezifische antineoplastische Wirkung erzielt werden [2, 4].

Sowohl im Tierversuch als auch beim Menschen konnte gezeigt werden, daß trotz nachgewiesener Tumorempfindlichkeit in vitro eine Resistenz gegen Zytostatika vorliegen kann. Dieses Phänomen der Zytostatikaresistenz wird vor allem durch eine zu geringe Zytostatikakonzentration im Bereich des Tumorgewebes erklärt.

Dedrick und Mitarbeiter [3] erarbeiteten für die Behandlung von Tumoren mit Begrenzung auf eine Körperhöhle ein spezielles pharmakokinetisches Modell. Danach ist für alle Substanzen, die im Vergleich zur Peritoneal-Clearance eine hohe Plasma-Clearance aufweisen, die intrakavitäre Verabreichung der systemischen Gabe zumindest theoretisch überlegen. Durch lokale Verabreichung des Zytostatikums kann bei meist fehlender Myelosuppression und guter Verträglichkeit eine hohe lokale Medikamentkonzentration und somit eine maximale Tumorexposition erzielt werden [6]. Eine lokale Zytostatikatherapie erfolgt heute z. B. mit Methotrexat, 5-Fluorouracil, Mitomycin C oder mit radioaktiven Isotopen von Yttrium, Phosphor oder Gold bei Lymphomen, gastrointestinalen Tumoren, Ovarialkarzinomen, Mammakarzinomen und Leukämien [7].

Während früher die lokale Zytostatikatherapie vorwiegend Bestandteil eines palliativen Behandlungskonzeptes war, wird heute z. B. die intraperitoneale Applikation von DDP in der sogenannten „belly-bath"-Technik beim Ovarialkarzinom nach chirurgischer Primärtherapie mit „Debulking" großer Tumormassen und nach systemischer Chemotherapie gegebenenfalls mit Nachbestrahlung als denkbare Methode einer Remissionsinduktionstherapie zur Beseitigung kleiner peritonealer Herde mit in Erwägung gezogen [1, 5]. Auch die intrathekale MTX-Applikation mit und ohne Schädelbestrahlung ist zur Prophylaxe eines vom ZNS ausgehenden Rezidivs bei ALL Bestandteil einer kurativ ausgerichteten Remissionsinduktionstherapie [4].

Experimentelle Untersuchungen

In einem i.p./i.p. Ehrlich Aszites Tumormodell mit resistenten Sublinien gegenüber Adriamycin/Daunomycin, Etoposid, Cisplatin, 4-Hydroxy-Cyclophosphamid und der Kombination Adriamycin/Cisplatin wurde die Wirksamkeit einer intraperitonealen Bolusinjektion von Mitoxantron untersucht [8].

Vergleichende Daten dieses In-vitro-Systems liegen für zahlreiche Anthrazyklin-Verbindungen (Carminomycin, Marcellomycin, Aclacinomycin) vor. Die experimentellen Daten zu Mitoxantron in diesem System lassen sich wie folgt zusammenfassen:

1. Beim „wild-type“-Tumor ist die Substanz in einem Dosisbereich zwischen 1.0–2,0 mg/kg bei 90% der tumortragenden Tiere kurativ (Abb. 1).

2. Kurative Wirkungen unterschiedlicher Häufigkeit wurden außerdem registriert bei Cisplatin-Resistenz (~ 80%, Abb. 2), bei Cyclophosphamid-Resistenz (70–80%, Abb. 3) und bei Resistenz gegen Adriamycin/Cisplatin-Kombinationen (70–80%, Abb. 4). Hierzu ist allerdings festzustellen, daß das Niveau der

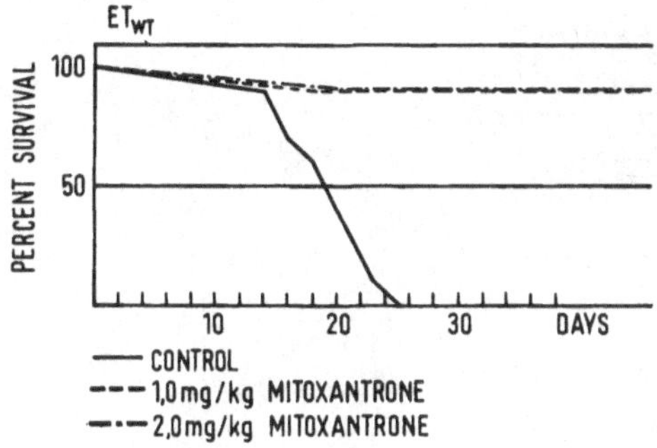

Abb. 1 Überlebensraten beim „wild-type“-Tumor unter Mitoxantron bzw. bei Kontrolltieren

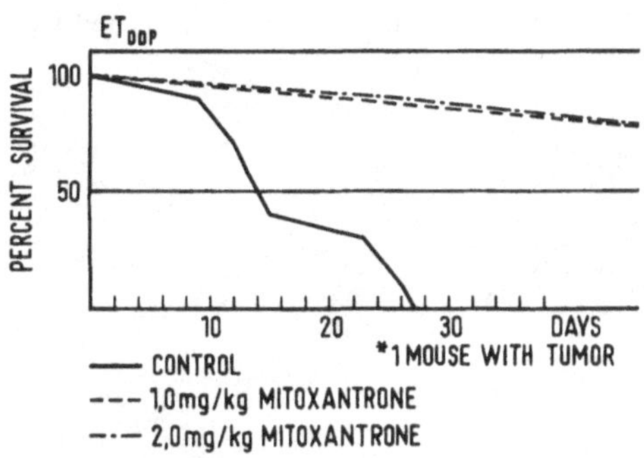

Abb. 2 Überlebensraten unter Mitoxantron bzw. bei Kontrolltieren bei Cisplatin-resistenten Tumoren

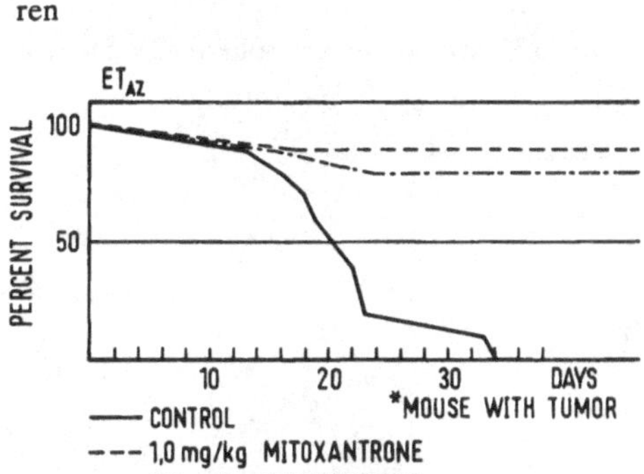

Abb. 3 Überlebensraten unter Mitoxantron bzw. bei Kontrolltieren bei Cyclophosphamid-resistenten Tumoren

Anthrazyklin-Resistenz bei der kombinierten Resistenz nicht so hoch ist wie bei der isolierten Daunomycin/Adriamycin-Resistenz.

Beim letztgenannten Tumor zeigt Mitoxantron eine deutliche Verlängerung der medianen Überlebenszeit (Abb. 5), wie sie für Anthrazyklin-verwandte Verbindungen in diesem System bisher nicht gefunden wurde. Dieser Befund scheint in der Tat eine komplette Kreuzresistenz zwischen Mitoxantron und Anthrazyklinen auszuschließen. Dem entspricht auch die relativ günstige Wirkung von Mitoxantron bei der Etoposid-Resistenz (Abb. 6).

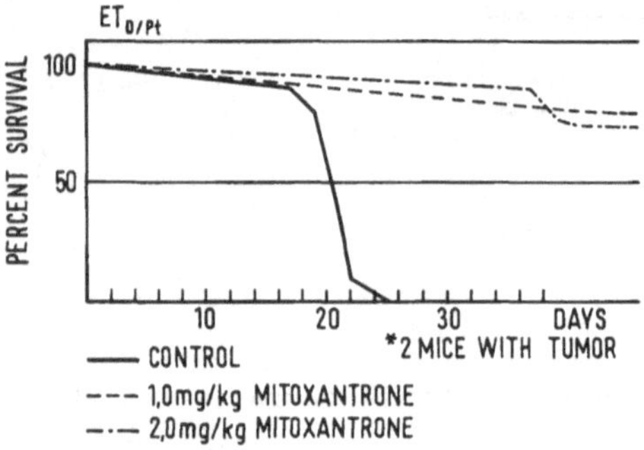

Abb. 4 Überlebensraten unter Mitoxantron bzw. bei Kontrolltieren bei Adriamycin/Cisplatin-resistenten Tumoren

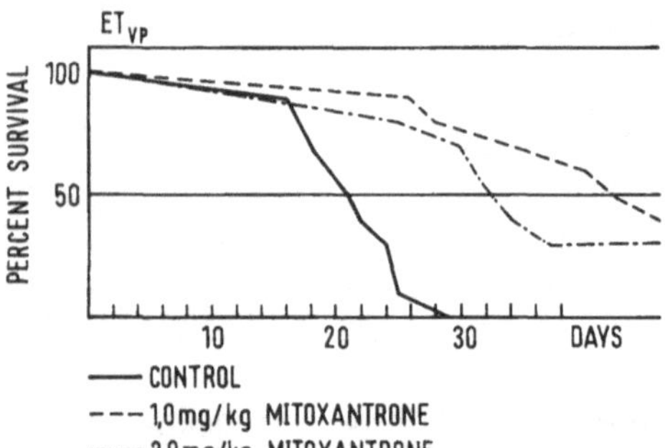

Abb. 5 Überlebensraten unter Mitoxantron bzw. bei Kontrolltieren bei isolierter Daunomycin/Adriamycin-Resistenz

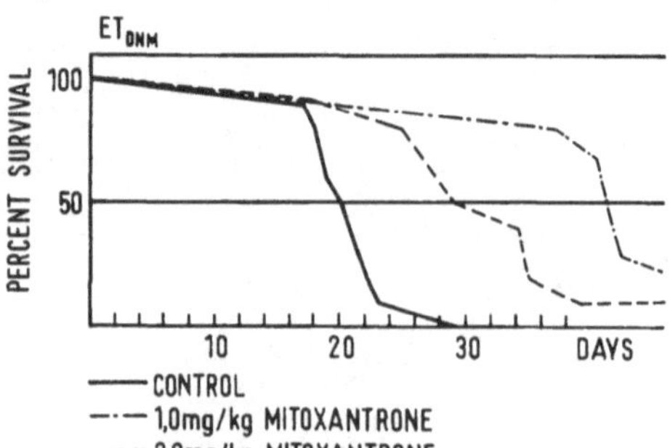

Abb. 6 Überlebensraten unter Mitoxantron bzw. bei Kontrolltieren bei Etoposid-resistenten Tumoren

Vorläufige klinische Erfahrungen

Insgesamt wurde bei 8 auswertbaren Krankheitsverläufen Mitoxantron lokal verabreicht (Tab. 1). In 4/8 Fällen lag ein multilokal metastasiertes Mammakarzinom vor (hiervon ein viriles Mammakarzinom); bei den übrigen 4 Fällen handelte es sich um unterschiedliche Tumorerkrankungen (ein Pleuramesotheliom, ein Plasmzytom, ein Pankreaskarzinom und ein Magenkarzinom).

Bei den Patienten mit Mammakarzinom bestand bei 3 Patienten neben einer ausgedehnten Organmetastasierung ein pleuropulmonaler Tumorbefall mit einseitigem Pleuraerguß, der klinisch durch Dyspnoe symptomatisch geworden war. In diesen Fällen wurde die Diagnose „maligner Erguß" zytopathologisch aus dem Pleurapunktat gesichert. Alle Patienten hatten zuvor zahlreiche Zyklen einer systemischen Polychemotherapie erhalten. Zum Zeitpunkt der intrapleuralen Applikation des Medikamentes wurde keine begleitende systemische Chemotherapie

Tabelle 1 Patientendaten

Ort der Applikationen	Patient	Diagnose	Vorbehandlung	Mitoxantron-Dosis	Therapeut. Effekt	Nebenwirkungen
intrapleural	K., W. (70 J.)	viriles Mamma-Ca	CMF	1 × 15 mg	Progression	keine
	R., J. (75 J.)	Pleuramesotheliom	Mitomycin	1 × 20 mg	Progression	keine
	G., J. (56 J.)	Mamma-Ca	CMF, Epirubicin	2 × 20 mg	CR der Pleurakarzinose (5 M)	keine
	B., B. (52 J.)	Plasmozytom	Cyclophosphamid, Cortison	1 × 20 mg	CR des Pleurabefalls (5 M)	keine
	D., L. (62 J.)	Pankreaskarzinom	Mitomycin, 5-FU, Cyclophosphamid	2 × 10 mg	PR, keine weitere Punktion (2 M)	keine
	W., D. (68 J.)	Mamma-Ca	CMF	1 × 10 mg 1 × 20 mg	CR (7 M)	keine
intraperitoneal	L., B. (56 J.)	Magen-Ca Peritonealkarzinose	FEM	1 ×10 mg	NC – PR (2 M)	keine
intrathekal	M., G. (50 J.)	Mamma-Ca Meningeosis	CMF, Anthrazykline	1 × 5 mg	neurol. Normalisierung der ZNS-Symptome	heftiges Schmerzbild (lh); spätere sensomot. Störungen

durchgeführt. Mitoxantron-Dosen zwischen 10 und 25 mg wurden nach der Ergußbildung ein- bis zweimal instilliert. Als Erfolgsparameter wurde die Punktionshäufigkeit nach der Instillation des Medikamentes gewertet.

Bei der Patientin mit virilem Mammakarzinom führte die Instillation nicht zu einer Senkung der Punktionshäufigkeit. Das „Nachlaufen" des Ergusses war durch die intrakavitären Mitoxantron-Applikation nicht zu stoppen. Bei 2 Patientinnen mit diffus metastasiertem Mammakarzinom führte die Applikation jedoch zu einem deutlichen Sistieren der Exsudatbildung. Bei einer Patientin war der Erguß nach zweimaliger Instillation von 20 mg Mitoxantron im Abstand von 4 Wochen bis zu ihrem Tode 5 Monate später nicht mehr nachgelaufen; bei der anderen dauerte das Intervall bis zur erneuten Ergußbildung nach Applikation von 1 × 10 und 1 × 20 mg Mitoxantron 7 Monate. Der Erguß ist nunmehr wieder seit 2 Monaten radiologisch nachweisbar. Es konnte jedoch bis jetzt wegen fehlender klinischer Symptomatik auf eine Punktion verzichtet werden.

Bei der 4. Patientin mit metastasiertem Mammakarzinom wurde Mitoxantron nicht intrapleural, sondern wegen einer Meningeosis carcinomatosa intrathekal verabreicht. Nach Punktion und Instillation von 50 mg Methotrexat wurden wenige Tage später bei fortbestehender klinischer Symptomatik durch erneute Punktion 5 mg Mitoxantron instilliert. Begleitend wurde eine fraktionierte ZNS-Bestrahlung durchgeführt. Die Patientin war rasch beschwerdefrei. Bis zu ihrem Tode 3 Monate später trat kein Rezidiv der Meningeosis carcinomatosa auf.

In diesem einen Fall wurde jedoch nach lokaler Applikation des Medikamentes über Schmerzen im Punktionsbereich in der unteren LWS geklagt, was wir als lokale Unverträglichkeit und nicht als Postpunktionssyndrom gedeutet haben. Außerdem kam es später zu deutlichen sensomotorischen Ausfällen.

Im Falle des metastasierten Pleuramesothelioms führten weder eine Instillation von 10 mg Mitomycin C noch eine von 20 mg Mitoxantron zu einer Senkung der Häufigkeit von Entlastungspunktionen. Auch hier war der Verlauf ähnlich wie bei der Patientin mit virilem Mammakarzinom unter der lokoregionalen und der systemischen Tumortherapie progredient und führte 8 Wochen später zum Exitus letalis.

Bei dem Patienten mit IgG-Plasmozytom wurde wegen rezidivierender Pleuraergüsse bei pleurapulmonalem Befall eine lokale Instillation von 10 mg Mitoxantron vorgenommen. Schon nach einmaliger Applikation kam es zu einem Versiegen des hämorrhagischen Pleuraergusses, so daß keine weiteren Entlastungspunktionen notwendig wurden.

Ein guter Teilerfolg ließ sich bei einer Patientin mit diffuser intraabdominaler Metastasierung eines Adenokarzinoms unklaren Ursprungs (Verdacht auf Pankreaskarzinom versus Ovarialkarzinom) erzielen.

Die abdominale Tumordissemination mit Aszites ließ sich durch systemische Chemotherapie beherrschen. Die Patientin entwickelte jedoch in der Folge einen malignen Pleuraerguß. Bei zweimaliger Entlastungspunktion wurden jeweils 2 × 10 mg Mitoxantron intrapleural verabreicht. Obwohl es in der Folgezeit zu einem geringen Nachlaufen des Ergusses kam, wurden Entlastungspunktionen nicht notwendig. Mittlerweile lebt die Patientin 2 Monate ohne punktionspflichtigen Pleuraerguß bei mäßiggradiger Belastungsdyspnoe beschwerdefrei.

In nur einem Fall wurde Mitoxantron intraperitoneal instilliert. Die Patientin litt an einem Krukenberg-Syndrom mit doppelseitigen Ovarialmetastasen eines nach B II operierten Magenkarzinoms. Während vorausgegangene Instilliationen von Mitomycin C (2 × 20 mg) keine Reduktion der über eine Peritonealfistel drainierten Aszitesmengen erbracht hatten, führte eine einmalige Verabreichung von 10 mg Mitoxantron zu einer Senkung der abgelassenen Aszitesmenge von 700–1200 ml/die auf 200 ml/die.

Literatur

[1] Bokkel, W. W. et al.: Experimental and Clincal Results with Intraperitoneal Cisplatin. Semin. Oncol. **XII** [Suppl. 4] (1985) 43–45.

[2] Brunner, K. W., G. A. Nagel: Internistische Krebstherapie. 2. Aufl., Springer-Verlag, Heidelberg – Berlin – New York 1979.

[3] Dedrick, R. L., C. E. Myers et al.: Pharmacokinetic rationale for peritoneal drug administration in the treatment of ovarian cancer. Cancer Treat. Rep. **62** (1978) 149.

[4] De Vita, V.: Cancer. Principles and Practice of Oncology, Lippincott Company 1982, 3. Aufl.

[5] Ehninger, G. et al.: Die Therapie der Peritonealcarcinose mit intraperitonealer Gabe von DIS-Diaminodichloroplatin. Onkologie **8** (1985) 202.

[6] Gyves, J.: Pharmacology of Intraperitoneal Infusion of 5-Fluorouracil and Mitomycin C. Semin. Oncol. **XII** [Suppl. 4] (1985) 41.

[7] Speyer, J. L.: The Rationale Behind Intraperitoneal Chemotherapy in Gastrointestinal Malignancies Semin. Oncol. **XII** [Suppl. 4] (1985) 23–28.

[8] Seeber, S. et al.: In Vitro Resistance Towards Anthracyclines, Etoposide and Cisplatin. Cancer Res. **42** (1982) 4719–4725.

Die lokoregionale Chemotherapie beim fortgeschrittenen Mammakarzinom

R. P. de Dycker, R. L. A. Neumann, J. Timmermann

Einleitung

Die Anwendung der systemischen Chemotherapie ist gekennzeichnet durch eine hohe Wirksamkeit sowohl bei Primärtumoren als auch bei metastasierenden Krankheitsverläufen. Die Nebenwirkungsrate dieser Therapieform ist allerdings erheblich.

Mit der regionalen Chemotherapie soll versucht werden, die Effektivität der Medikamente auf den Bereich des Tumors zu beschränken. Dadurch wird auch bewirkt, daß die systemischen Nebenwirkungen geringer sind.

Aufgrund von Erfolgen in der Perfusionschemotherapie bei Lebermetastasen und aufbauend auf neueren radiologischen Techniken wie der digitalen Subtraktions-Angiographie (DSA) führten wir die lokoregionale Chemotherapie bei der Primärbehandlung des weit fortgeschrittenen Mammakarzinoms ein [2].

Anhand von zwei Krankheitsverläufen möchten wir dieses Therapiekonzept vorstellen.

Material und Technik

Die weibliche Brust wird hauptsächlich von 2 Gefäßgebieten versorgt: der mediale Anteil von der Arteria mammaria interna, die lateralen Quadranten von der Arteria thoracica lateralis. Eine exakte Behandlung des gesamten Bereiches ist nur dann gewährleistet, wenn beide Arterien katheterisiert und mit dem Zytostatikum durchflutet werden. Hierfür wird unter optimalen Bedingungen mittels DSA ein Katheter bis in diese Arterien vorgeschoben, um dann eine Perfusion über 36 Stunden pro Gefäßbett mit Zytostatika vorzunehmen. Es wurden insgesamt 750 mg 5-Fluorouracil/24 h appliziert. Diese Perfusion wurde von seiten des Patienten gut vertragen. Es traten keine lokalen Nebenwirkungen auf. Die systemischen Effekte blieben überraschend gering. Die Behandlung kann nach 10–14 Tagen, abhängig vom Allgemeinzustand des Patienten und vom Blutbild, wiederholt werden.

Onkologisches Kolloquium 2

Fall 1:

Frau P. G., 47 Jahre, exulzerierendes Mammakarzinom links, oberer innerer Quadrant (Abb. 1).

Im Oktober 1985 kam die Patientin mit einem 12 × 8 cm großen exulzerierenden Mammakarzinom im Bereich der linken Brust oben innen zur Aufnahme. Nach Diagnosesicherung leiteten wir eine systemische Chemotherapie nach dem CMF-Schema nach Bonadonna ein. Am 10. 12. 1985 führten wir eine lokoregionale Perfusion mit 5-Fluorouracil über die Arteria mammaria interna links durch.

Abbildung 2 zeigt unter DSA-Technik die Arteria mammaria interna links mit liegendem Katheter. Die angiographische Darstellung des Tumors ist deutlich sichtbar.

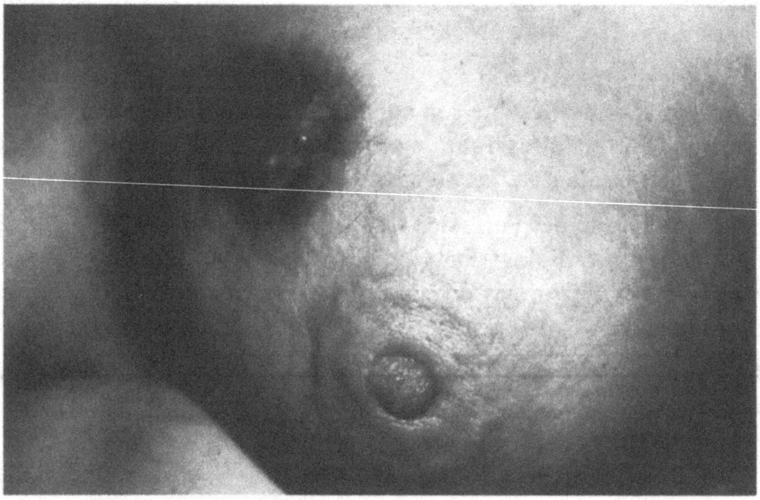

Abb. 1 Exulzerierendes Mammakarzinom links, Oktober 1985

Bei der radiologischen Kontrolle 36 Stunden nach Perfusion (Abb. 3), konnten die atypisch verlaufenden Gefäße im Bereich des Tumors nicht mehr nachgewiesen werden. Abbildung 4 zeigt den lokalen Befund im Dezember 1985.

Anfang Januar 1986 nahmen wir eine Ablatio mammae sinistra mit Axilladissektion vor, das Wundgebiet wurde mittels Thorakoabdominalschiebelappen abgedeckt. Die Histologie ergab ein Mammakarzinom, 3 cm groß, pT_{4b}, G_2, pN_{1b}; 9 von 22 Lymphknoten waren befallen.

Oestrogenrezeptor: 43 fmol/mg Protein;
Progesteronrezeptor: 8 fmol/mg Protein.

Anschließend an die Ablatio führten wir noch 3 Therapiezyklen nach dem CMF-Schema durch.

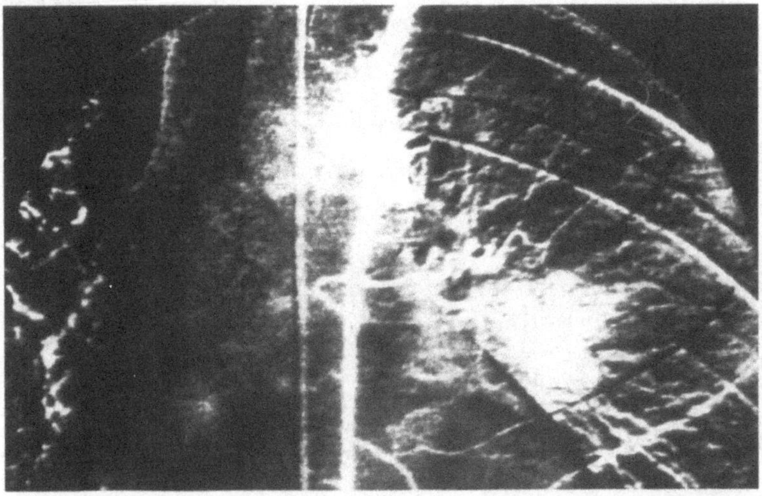

Abb. 2 Angiographische Darstellung des Tumors vor der Perfusion. Katheter liegt in der A. mammaria interna

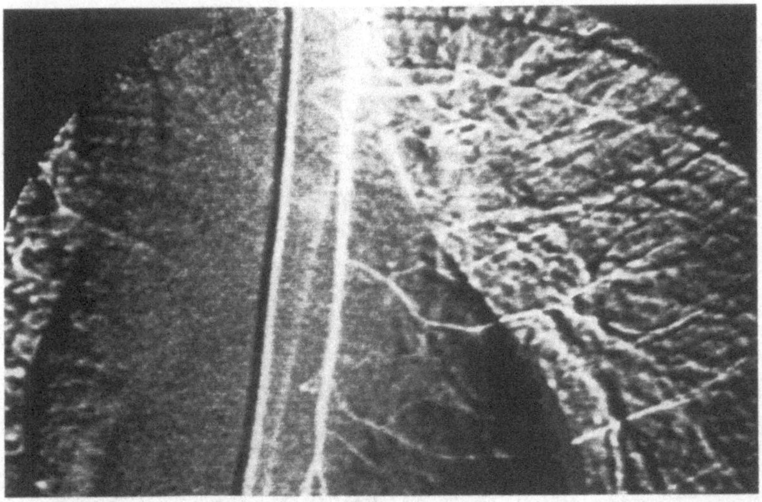

Abb. 3 Tumor nach 36 Std. Perfusion angiographisch nicht mehr nachweisbar; Katheter liegt in der A. mammaria interna

Fall 2:

Frau G. E., 79 Jahre, inflammatorisches Mammakarzinom rechts (Abb. 5).

Im Oktober 1985 kam die Patientin mit einem inflammatorischen Mammakarzinom rechts in einer Größe von 15 × 12 cm zur Aufnahme. Nach Diagnosesicherung behandelten wir mit der Kombination von systemischer und lokoregionaler Chemotherapie. Bei diesem ausgedehnten Befund wurde sowohl eine Perfusion

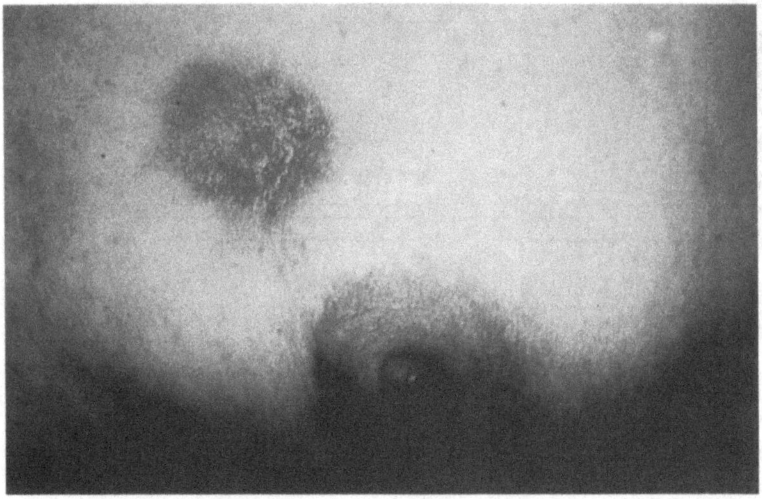

Abb. 4 Zustand nach lokoregionaler Chemotherapie über die A. mammaria interna, Dezember 1985

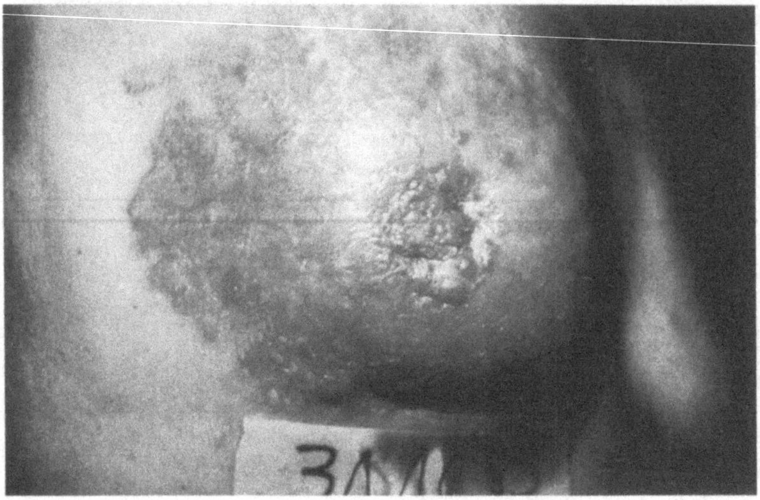

Abb. 5 Inflammatorisches Mammakarzinom rechts, Oktober 1985

der Arteria mammaria interna als auch der Arteria thoracica lateralis durchgeführt. Abbildung 6 zeigt den Befund Ende Dezember 1985.

Am 24. 1. 1986 führten wir eine Ablatio mammae dextra mit Axillaausräumung und Deckung mittels thorakoepigastrischer Schwenklappenplastik durch. Die Histologie ergab ein Mammakarzinom, 4 cm groß, pT_{4b}, G_2, pN_2, 22 von 22 Lymphknoten waren positiv.

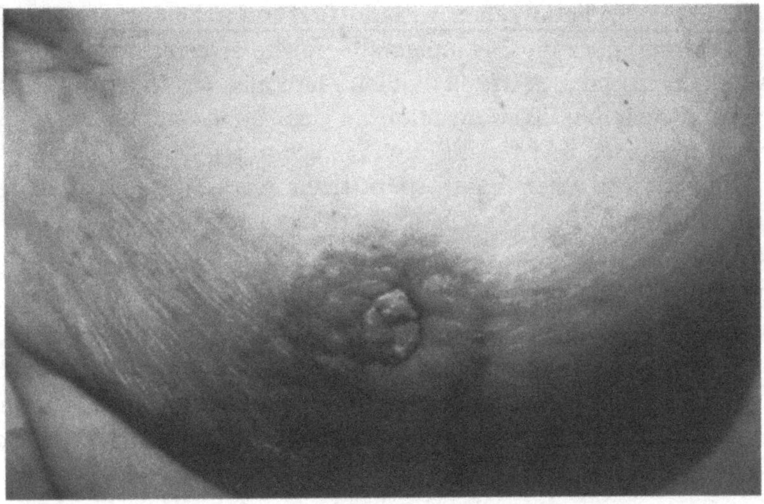

Abb. 6 Zustand nach lokoregionaler Chemotherapie über A. mammaria interna und A. thoracica lateralis, Dezember 1985

Oestrogenrezeptor: 27 fmol/mg Protein;
Progesteronrezeptor: 31 fmol/mg Protein.

Anschließend verabreichten wir noch 3 CMF-Therapiezyklen.

Diskussion

Die weit fortgeschrittenen, exulzerierenden oder inflammatorischen Formen des Mammakarzinoms stellten schon immer eine Herausforderung für den onkologisch tätigen Arzt dar. Eine Primärtherapie mittels Operation ist in den meisten Fällen nicht durchführbar. Das gängige Vorgehen beinhaltet eine Kombination von aggressiver systemischer Chemotherapie mit hochdosierter Radiatio (50–60 Gy). Unter dieser Behandlung gelingt es sehr oft, die Ulzeration oder die Inflammation einzudämmen, um dann als zweiten Schritt die Lokalsanierung durchzuführen, wobei öfter eine plastische Wunddeckung erforderlich wird. Die Kombination aus Chemotherapie und Radiatio war schon immer mit erheblichen Risiken für den Patienten behaftet; meistens handelt es sich um ältere Frauen, so daß die radiogenen Nebenwirkungen (Lungenfibrose, Herzinsuffizienz) sehr ausgeprägt sein können. Auch kommt es öfter zu Dosisreduzierungen oder Intervallverlängerungen in der systemischen Chemotherapie. Der Karnofsky-Index wird reduziert, und die Operation kann erst verzögert erfolgen.

Als Alternative zur Radiatio sehen wir die Perfusionschemotherapie. Hierbei wird der Lokalbefund über die 2 Hauptgefäßbereiche erreicht, nämlich die Arteria mammaria interna und die Arteria thoracica lateralis. Als Idealvorstellung gilt, ein Zytostatikum in hoher Konzentration an den Tumor heranzubringen, dort lange einwirken zu lassen und gleichzeitig eine Schonung des Normalgewebes zu erreichen. Also kann von einem relativ spezifischen Antitumoreffekt ausgegangen werden. Bisher ist diese Idealvorstellung allerdings noch nicht realisierbar; auch mit der Perfusionstherapie wird immer Normalgewebe in Mitleidenschaft gezogen. Die Nebenwirkungen bleiben aber immerhin örtlich begrenzt [3, 4].

Bei der Perfusionschemotherapie wird das Zytostatikum mit dem Blutstrom selektiv in oder durch das tumorbefallene Gebiet geschwemmt. Die Wirkung ist allerdings auch abhängig von Biochemie, Pharmakokinetik und Dosierung des Zytostatikums. Wir haben mit 5-Fluorouracil gute Erfahrungen gemacht; als Alternative sehen wir Novantron [1, 3].

Die Vorteile einer lokoregionalen Chemotherapie sind in Tabelle 1 dargestellt.

Tabelle 1 Vorteile und Nachteile einer lokoregionalen Chemotherapie

Vorteile:
- Höhere Konzentration des Zytostatikums im Tumorbett
- Toxische Nebenwirkungen bleiben relativ lokal
- Regionale Metastasen werden über den venösen Abluß mitbehandelt

Nachteile:
- Schwere Schäden sind möglich: Vaskulitis, Thrombose, Nekrose
- Die selektivere Tumorhemmung ist nicht bewiesen
- Fernmetastasen werden nicht erreicht

Das Zytostatikum erreicht bis zu seiner Verteilung im Organismus eine höhere Konzentration im Tumorbett. Dadurch bleiben die toxischen Effekte lokal begrenzt. Ein wichtiger Punkt ist, daß nicht nur das arteriell versorgte Tumorgebiet durchflutet wird, sondern der venöse Abfluß sorgt auch für eine zytostatische Wirkung im Bereich der eventuell vorhandenen regionalen Metastasen. Die lokoregionale Chemotherapie hat allerdings auch negative Gesichtspunkte. Die regionalen Schäden wie Thrombose, Embolie und Nekrose können erheblich sein. Durch die geringere Konzentration im Organismus werden natürlich die Fernmetastasen nicht in therapeutischen Dosen erreicht [4]. Anhand von weiteren Versuchen und Krankheitsverläufen wird die Kardinalfrage, ob eine selektivere Tumorhemmung durch die regionale Chemotherapie realisierbar ist, hoffentlich zu beantworten sein.

Literatur

[1] Calabresi, P., A. D. Weich: Cytotoxic Drugs, Hormones and Radioactive Isotopes. In: C. S. Goodman, A. Gilman (eds.): The Pharmacological Basis of Therapeutics, Macmillan, New York 1965.

[2] Fischer, J., H. Weigand, J. Preiß: Regionale Chemotherapie von Lebermetastasen. In: J. Fischer (Hrsg.) Taschenbuch der Onkologie, Urban und Schwarzenberg, München 1983.

[3] Melchert, F.: Antineoplastische Chemotherapie. In: K. H. v. Wulf, H. Schmidt-Matthiesen (Hrsg.): Klinik der Frauenheilkunde und Geburtshilfe, Band 10, Urban und Schwarzenberg, München 1985.

[4] Müller, W., G. A. Nagel: Die lokale und regionale Anwendung von Zytostatika. In: K. W. v. Brunner, G. A. Nagel (Hrsg.): Internistische Krebstherapie, Springer Verlag, Berlin – Heidelberg – New York 1979.

Intratumorale Mitoxantron-Instillation und Strahlentherapie als palliative Maßnahme bei fortgeschrittenen Kopf-Hals-Tumoren

N. Zamboglou, H. Pape, C. Streffer, G. Schmitt

Zusammenfassung

1. Mitoxantron weist in klinischen Studien eine gute Gewebetoleranz und in experimentellen Studien einen additiven Effekt zur Betrahlung auf.
2. Bei 5 Patienten mit Rezidiven fortgeschrittener Kopf-Hals-Tumoren wurde eine intratumorale Mitoxantron-Instillation simultan zur Strahlentherapie durchgeführt.
3. Bei einem von fünf Patienten wurde eine komplette Remission und bei dreien eine partielle Remission erreicht.
4. Alle Patienten haben die Therapie gut toleriert.
5. Zytofluorometrische Untersuchungen deuten darauf hin, daß Mitoxantron eine strahlensensibilisierende Wirkung haben könnte.
6. Die erste klinische Erfahrung berechtigt uns, die Behandlung fortzusetzen, um die Ergebnisse statistisch zu sichern.

Einleitung

Die Operation mit adjuvanter Strahlentherapie oder die radikale Strahlentherapie in Kombination mit sensibilisierenden Substanzen ist die Therapie der Wahl bei fortgeschrittenen Tumoren im Kopf-Hals-Bereich. Im Falle eines Rezidivs sind die therapeutischen Reserven dann aber stark eingeschränkt. Ein operativer Eingriff ist durch die vorausgegangene Behandlung im allgemeinen nicht mehr möglich, und eine systemische Applikation von Zytostatika ist wegen der lokalen Fibrosen mit schlechter Vaskularisation als Folge von Operation und Bestrahlung wenig erfolgversprechend. Auch die strahlentherapeutischen Reserven sind reduziert. Sie betragen selten mehr als 30 Gy. Es ist deswegen zu überlegen, ob durch

Onkologisches Kolloquium 2

eine zweite lokoregionale Maßnahme, wie die intratumorale Instillation einer zytotoxischen Substanz, die Effektivität der Strahlentherapie erhöht werden kann.

Folgende Kriterien sind Voraussetzung für eine intratumorale Instillation von Zytostatika:

a) leicht zugängliche exophytische Tumoren,
b) geringe Gewebetoxizität der Substanz,
c) direkte zytotoxische Wirkung, ohne daß eine Aktivierung, wie z. B. durch die Leber, erforderlich ist.

Für unsere Studie haben wir Mitoxantron gewählt. Die klinischen Erfahrungen bei intrathekaler, intrapleuraler und intraperikardialer Instillation zeigen eine gute Gewebetoleranz [1]. Zudem weist dieses Zytostatikum in experimentellen Studien einen additiven Effekt in Kombination mit Bestrahlung auf [2].

Patienten und Methode

Fünf vorbestrahlte Patienten mit Rezidiven fortgeschrittener Kopf-Hals-Tumoren im Alter von 39 bis 83 Jahren wurden behandelt. Die mittlere Nachbeobachtungszeit beträgt 5 Monate mit einer Streuung von 3–7 Monaten. Histologisch handelt es sich um Plattenepithelkarzinome mittleren bis hohen Malignitätsgrades.

Die exophytische Tumorrezidive wurden mit 0,3–0,8 mg Mitoxantron/cm^3 an den Tagen 1, 15 und 30 infiltriert. Die Gleichmäßigkeit der Instillation wurde an der grünen Verfärbung des Tumors überprüft. Die Strahlentherapie erfolgte mit 60-Kobalt-Gammastrahlen oder mit 8 MV-Photonen über opponierende isozentrische Stehfelder. Die Fraktionierung betrug 5 × 1,8 Gy pro Woche und die kumulative Dosis im Zielvolumen unter Berücksichtigung der Vorbestrahlung 74–80 Gy.

Ergebnisse

Alle Patienten haben die Therapiemaßnahmen gut toleriert. Mit Ausnahme leichter lokaler Schmerzen bei der Instillation wurden keine Akut- oder Spätreaktionen beobachtet. Die grünliche Tumorverfärbung nach der Instillation verblaßte kontinuierlich. Selbst bei einer dreimaligen Mitoxantron-Instillation und simultaner Strahlentherapie bis zu einer Summendosis von 70 Gy waren keine Hautveränderungen zu sehen (Abb. 1a und b).

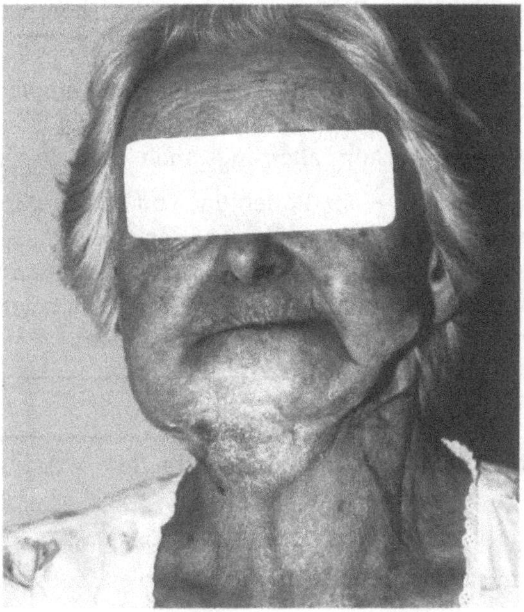

1a

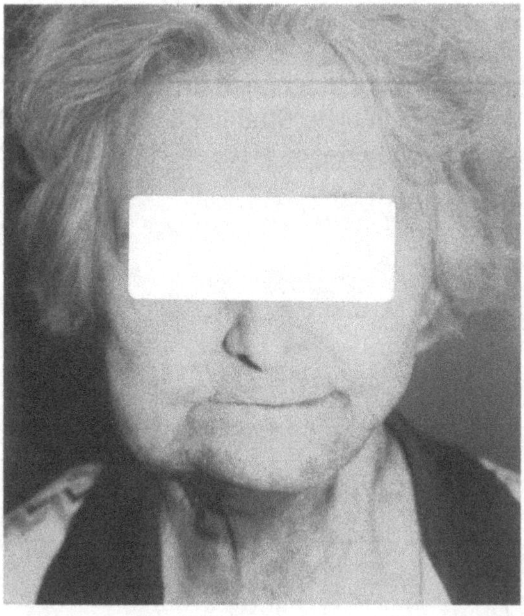

1b

Abb. 1a und 1b 83jährige Patientin vor (1a) und nach (1b) Behandlung mit intratumoraler Mitoxantron-Instillation und Bestrahlung (70 Gy)

In Abbildung 1a ist das submentale Tumorrezidiv vor der Therapie und in Abbildung 1b nach Therapie dargestellt.

Die Behandlung führte bei einem von fünf Patienten zur kompletten klinischen Remission des Tumors. Drei von fünf Patienten hatten eine partielle Remission, und nur einer zeigte kein Ansprechen, allerdings auch keine Progredienz.

Aus zwei benachbarten Tumoren eines Patienten, von denen der eine eine Bestrahlung mit 30 Gy und Mitoxantron-Instillation, der zweite ausschließlich eine Bestrahlung mit 30 Gy erhielt, wurden Probebiopsien gewonnen und und zytofluorometrisch untersucht. Der kombiniert behandelte Tumor zeigte eine erhöhte Proliferationsrate mit einem S-Phasen-Zellanteil von 30%.

Der Tumor, der nur bestrahlt wurde, wies eine erheblich niedrigere Proliferationsrate auf.

Die Zellen des kombiniert behandelten Tumors enthielten 24% Mikronuklei, die ausschließlich bestrahlten dagegen nur 2% (Abb. 2).

Der Mikronukleusanteil ist ein Maß für den zytogenetischen Schaden an der DNA und ist proportional zum strahleninduzierten irreparablen Zellschaden [3].

Diskussion

Aus den vorgelegten Daten ist zu erkennen, daß die intratumorale Mitoxantron-Instillation in Kombination mit simultaner Strahlentherapie gute palliative Ergebnisse bei guter Verträglichkeit und geringen Nebenwirkungen bietet. Die erhöhte

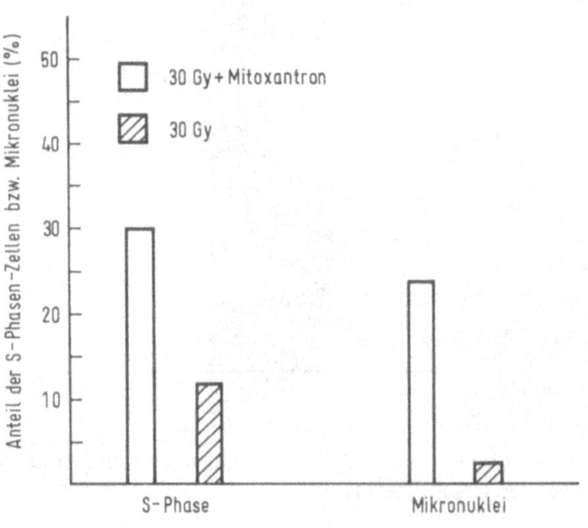

Abb. 2 S-Phasen-Zellen- und Mikronukleusanteil nach intratumoraler Mitoxantron-Instillation in Kombination mit Bestrahlung (30 Gy) bzw. nach alleiniger Bestrahlung (30 Gy)

Proliferationsrate bei der kombinierten Behandlung könnte Ausdruck einer beschleunigten Repopulierung infolge des erhöhten Zellverlustes sein. Die Ergebnisse der Mikronukleusbildung verstärken diese Annahme. Tumornekrosen von anderen Patienten, die auf Mikronukleusanteile untersucht wurden, zeigten ähnlich hohe Werte in der Größenordnung zwischen 20% und 30%. Die klinische Tumorinvolution läßt weiterhin die Annahme zu, daß die in Proliferation befindlichen Zellen potentiell letal geschädigt sind. Bemerkenswert ist trotz der Kombination mit Strahlentherapie die gute Hautverträglichkeit der intratumoralen Injektion. Diese ersten vorläufigen Ergebnisse veranlassen uns zu weiteren Behandlungen auch bei anderen histologischen Tumorformen.

Literatur

[1] Zuiable, A. et al.: Intrathecal Mitoxantrone for Resistant Leukaemia. Lancet **I** (1985) 1060–1061.

[2] Kimler, B. F. et al.: Effect of Dihydroxyanthraguinone on the Response of a Rat Solid Tumor to Radiation Therapy. Amer. J. clin. Oncol. (CCT) **7** (1984) 141–144.

[3] Molls, M., C. Streffer, N. Zamboglou: Micronucleus Formation in Preimplanted Mouse Embryos Cultured in Vitro after Irradiation with X-Rays and Neutrons. Int. J. Radiat. Biol. **39** (1981) 307–314.

Indikation und Technik der lokoregionären Chemotherapie in der Urologie

G. Gellhaar, H.-G. Reichelt, H.-U. Eickenberg

Bei Vorliegen eines nicht mehr kurativ operablen Blasenkarzinoms des Stadiums T_3a und T_3b wurde oftmals nur noch die Möglichkeit einer sich an Symptomen orientierenden Behandlung gesehen oder eine belastende systemische Chemotherapie eingeleitet.

Wir stellen bei Vorliegen der geschilderten Situation die Indikation zur Durchführung einer lokoregionären Chemotherapie. Dazu implantieren wir einen Implantofix-Katheter der Firma Braun mit seinem Retentionswulst in die Arteria iliaca interna der tumortragenden Seite und versenken den Zuspritzsport zur Durchführung der intermittierenden Zytostatikaapplikation subkutan inguinal.

Abbildung 1 stellt schematisch diese Situation dar: Man erkennt den Zuspritzport

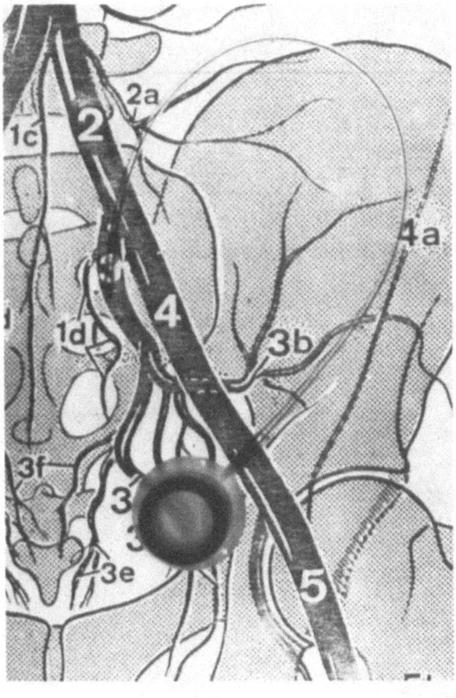

Abb. 1 Schematische Darstellung der Implantation eines Implantofix-Katheters in die Arteria iliaca interna

Onkologisches Kolloquium 2

im Inguinalbereich links mit dem Ende des Implantofix-Katheters am Retentionswulst in der Arteria iliaca interna links versenkt.

Der beschriebene operative Zugang über einen bogig angelegten Inguinalschnitt zur Katheterimplantation kann neben dem therapeutischen Zweck der Katheterimplantation zur Zytostatikagabe zusätzlich gleichzeitig diagnostisch für ein pelvines Lymphknoten-Staging auf der Operationsseite genutzt werden.

Abbildung 2 zeigt eine intraoperative Lagekontrolle des bereits in die Arteria iliaca interna links implantierten Katheters: Es ist das Bild des arteriellen Verteilungsmusters zu erkennen mit Abstrom des Kontrastmittels sowohl in die viszeralen als auch parietalen Äste der Arteria iliaca interna; damit ist sichergestellt, daß sowohl der Tumor in der Blase einerseits als auch das zu erwartende Ausbreitungsgebiet paravesikal andererseits erreicht wird.

Die Ergebnisse der hier vorgestellten Methode der Urologischen Klinik des St. Franziskus-Hospitals in Bielefeld zeigen, daß von 6 implantierten Implantofix-Kathetern 3 wegen unzureichender Funktion aus der Wertung ausgenommen werden mußten; 2 Patienten verstarben wegen bereits zu weit fortgeschrittenen Tumorstadiums, und eine Patientin ist endoskopisch und zytologisch derzeit frei von einem Tumorrezidiv.

Zur Durchführung der lokoregionären Chemotherapie hat es sich bewährt, vor

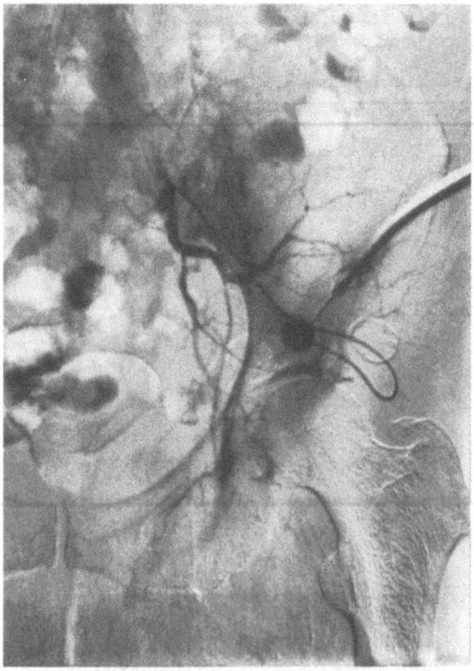

Abb. 2 Intraoperative Lagekontrolle des bereits in die Arteria iliaca interna implantierten Katheters

Einleitung der Therapie sowohl eine röntgenologische wie auch eine nuklearmedizinische Durchgängigkeitskontrolle durchzuführen, um die unverändert korrekte Lokalisation der Katheterspitze in der Arteria iliaca interna zu belegen und zu dokumentieren.

Abbildung 3 zeigt vor dem Hintergrund eines Knochenszintigramms als Lokalisationshilfe den perfundierten Organ- bzw. Gewebsbezirk im Ausbreitungsbereich der viszeralen und perietalen Äste der Arteria iliaca interna.

Wir führen dann eine Cis-Platinum-Therapie in einer Dosis von 30 mg/Einzelgabe durch, wobei wir uns in der Applikation an die von Hartenstein beschriebene Modifikation anlehnen, da derzeit andere Angaben betreffend der Dosierung noch nicht zur Verfügung stehen. Aus unserer Sicht müssen bei Vorliegen eines nicht mehr kurativ operablen Blasentumors die Vor- und Nachteile der systemischen Chemotherapie denen der lokoregionären Chemotherapie gegenübergestellt werden. Die systemische Form ist durch das Auftreten erheblicher bekannter Nebenwirkungen gekennzeichnet, während die lokoregionäre Form der Therapie den Vorteil bietet, daß die direkte Applikation des Zytostatikums am Tumor eine geringere Cis-Platinum-Dosis notwendig macht, wodurch sich die Nebenwirkungen deutlich reduzieren.

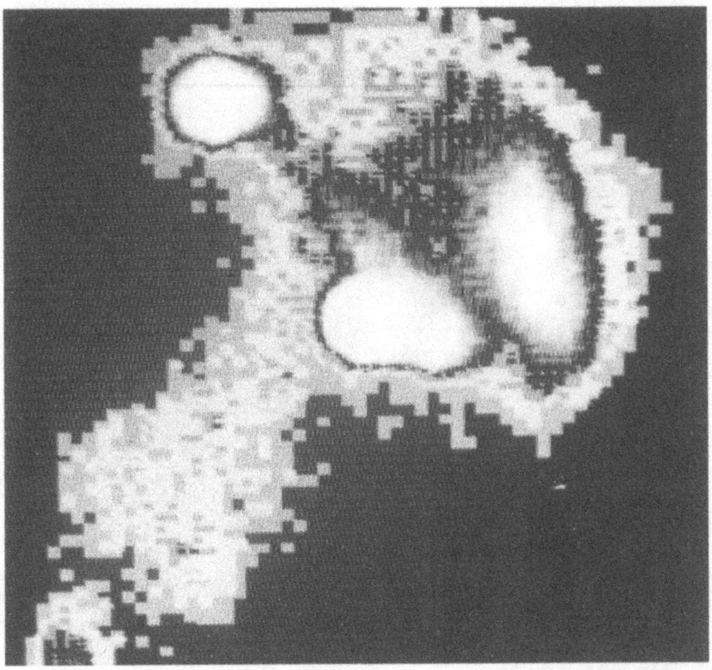

Abb. 3 Perfundierter Organ- bzw. Gewebsbezirk im Ausbreitungsbereich der viszeralen und perietalen Äste der Arteria iliaca interna; das Bild entspricht als nuklearmedizinische Funktionskontrolle der röntgenolog. Darstellung der Abb. 2.

Schlußwort

Die regionale und die intrakavitäre Chemotherapie stellen auf jeden Fall, wie dieses Werkstattgespräch gezeigt hat, hochinteressante, neue, in bestimmten klinischen Situationen sehr hilfreiche Methoden dar. Diese Methoden werden derzeit sowohl hinsichtlich der Technologie als auch hinsichtlich der Substanzen schrittweise verbessert. Es wurden teilweise erstaunliche Einzeldaten mitgeteilt. Neben den etablierten Substanzen hat Mitoxantron sowohl bei regionalen als auch bei intrakavitären Verfahren, die heute zur Diskussion standen, einen guten Stellenwert, begründet einerseits durch ein günstiges Wirkspektrum, andererseits durch eine akzeptable therapeutische Breite und eine relativ günstige Gewebeverträglichkeit.

Auch bei einem so speziellen Werkstattgespräch darf jedoch nicht vergessen werden, daß Tumorerkrankungen in den meisten Fällen systemische Erkrankungen sind. Dies wird den Wert der hier geschilderten lokalen Maßnahmen relativieren. Aber man kann als Kliniker auch bei einem individuellen Tumorpatienten sicher das eine tun und muß das andere nicht lassen. Ich bin sicher, daß dieses Werkstattgespräch in diesem Sinne wertvolle Anregungen gegeben hat.

S. Seeber

MIX
Papier | Fördert gute Waldnutzung
FSC® C083411

Zeitfracht Medien GmbH
Ferdinand-Jühlke-Straße 7
99095 Erfurt, Deutschland
produktsicherheit@kolibri360.de